首を整えると

脳が体を治しだす

島崎広彦

アチーブメント出版

文庫化に寄せて

私の著書『首を整えると脳が体を治しだす』は、2015年に「新版」としてリニューアルして販売しました。たくさんの喜びの声が届いて、とても多くの反響をいただき、まことにありがとうございます。


本書のミッションは、次のことを伝えることでした。

首（頸椎）が非常に重要な部位であり、繊細なつくりをしていること、頸椎のわずかなずれが全身に悪影響を及ぼすこと、そのずれは自分でも矯正できること。

ただ、「本を見て、自分で矯正するのは難しい。それより専門家に治療してもらったほうが早い」と、私の治療院に来てくださる方が増えたのも事実です。

自分で自分の首を整える、という本書の真価が発揮されたのは、実は2019年末から始まったコロナ禍でした。

外出禁止、県境を超えての移動の禁止により、私の治療院の患者さんの多くも通院を控えることになりました。毎日の通勤で1万歩近く歩いていた人も、リモートワークでトイレに行くだけ、歩くのはたった500歩未満とか、ステイホームで運動サークルやスポーツジムを辞めたという話も聞こえてきました。

毎日の体を動かす時間が、健康を保つうえでとても良い習慣だったのに、ずっと同じ姿勢で固まっている時間に化け、徐々に調子を崩す方がたくさんいました。

背中を丸くして首を前に突き出し、ストレートネック（スマホ首）が悪化したり、足を組んでばかりで骨盤が歪んだり、首も腰も常に同じ箇所に負荷が集中するため、手のしびれ、椎間板ヘルニア、坐骨神経痛なども増えました。大掃除をして、ぎっくり腰になった方も大勢います。

そんな中で「先生の本を見ながら、首押しプログラムをやって、なんとかしのいでいます。コロナが収束したら、また行きます」というお声をたくさんいただきました。首押しプログラムを解説した特製ＤＶＤを何枚もお送りしました。

「たしかに調子が良くなる」と喜んでいただけました。「出版して良かった」とさらに実感しました。

これまで、本の内容についての質問も多く寄せられました。それらを拝見してから本を読み返すと、「たしかにわかりにくい。もっとこう表現したら良かった。これじゃあ疑問に思うな」と、反省点がたくさん出てきました。遠方で来られない患者さんの顔を思い浮かべ、内容の改善に取り組みました。

そして今回、もっと軽くて読みやすい「文庫版」として刊行することになりました。サイズは小ぶりでも、写真や図版はできるだけ大きくレイアウトしてもらうようお願いしました。とにかくわかりやすく、という思いで作り直しました。

「新版」発売当時に、読者限定で無料プレゼントしていた「首押しプログラム徹底解説」DVDもあらためて見直しました。内容は良いと思うのですが、気になることがたったひとつ。「あのころは若かったな〜」。顔のシワも体型も、いまとなってはとてもカメラの前に立てません（笑）。そんな理由で動画の撮り直しはご辞退しました。このＤＶＤの動画は、該当ページに二次元コードをつけて、ネットで手軽に閲覧できるようにしました。

コロナ後、多くの方が運動を再開し、活発に動き出しました。でも、この3年間で失われた筋肉を一気に取り戻すことは難しいでしょう。以前のように無理がきかず、コロナ明けに急な痛みに襲われる人がたくさんいます。

コロナ以前の「日常」に戻れるように、多くの人々が努力をしています。そうした努力を応援するひとつのアイデアとして本書をご活用いただければと思います。私の考える日常とは、疲れてもひと晩寝れば回復するような日々のことです。

疲れが蓄積しても痛みに変わることなく、自然に治癒する体を維持できる方が増えることを願って。

2023年8月18日　島崎広彦

本書は、２０１０年９月に弊社より刊行した『首を整えると脳が体を治しだす』を大幅に加筆・修正し、２０１５年４月に『首を整えると脳が体を治しだす［新版］』として刊行したものに、さらに加筆・修正を加えて文庫化したものです。

『首を整えると脳が体を治しだす［新版］』刊行時に、読者限定でプレゼントしていた特典「首押しプログラム徹底解説」ＤＶＤの内容をご覧いただけるように、該当ページに二次元コードを掲示しています。

二次元コードはカメラ付き携帯電話などで読み取ることができます。読み取り方はご家族や知人にお尋ねください。なお、本書で紹介している「首押しプログラム」のすべてが映像化されているわけではありません。あらかじめご了承ください。

動画を通してご覧になりたい方はこちらの二次元コードから↓

「将来の医者は薬を与えず、患者に人体の骨格と構造、栄養、
そして病気の原因と予防について教えるだろう」

――トーマス・エジソン

はじめに

痛みと不調の原因は「首のずれ」にあった

首には、長生きするうえで欠かせない役割があります。

●脳に大量の酸素を含んだ新鮮な血液を送り、脳を活性化させる
●脳からの指令を全身の神経に伝え、自己治癒力を活性化させる

首は、人間の生命にもっとも大切な脳と神経に密接に関係しているため、首が正しい位置からずれると、体に次のような症状が出ます。

●脳からの指令が体の器官に伝わりにくくなる

↓病気、疲れ、内臓面の不調（胃腸の働きが悪くなる、など）

●心臓から脳への血液の流れが悪くなる

↓頭痛、目の疲れ、あくび、ふらつき、気力・集中力の低下など

●体の動きが悪くなる

↓頭痛、肩こり、しびれ、腰痛、股関節痛、ひざ痛など

首が整っていないと、自律神経にまで悪影響が及びます。首を正しい状態に保つことは、これらの諸症状を解決し、健康で快適に生きることにつながります。

そうです。**健康に長生きするためには「首」を整える、つまり「首押し」をすればいいのです。**

本書では、私の治療院で行われている治療の一部を、ご自分で手軽に、あらゆる場面で実践できるように解説します。

これからご紹介する「首押しプログラム」によって、皆さんの長年**の肩こりや頭痛、全身の不調などが根本から改善されます。**このプログラムは患者さんの姿勢も良くするために考案したもので、首のはりやこりをほぐし、その後に首のずれを整えます。

カイロプラクティックでは、**不調の原因は体の外にあるのではなく、体の中の「治す力＝病気に抵抗する力、回復する力」が発揮されていない**せいだと考えます。体が「本来の働き」をしていないととらえるのです。

私もその視点から、一人ひとりの患者さんの「自然治癒力」、誰もが持っている「治す力」を最大限に活かすお手伝いを続けています。

「この痛みはなくならないのか」とあきらめてしまった方々に、35年間でのべ30万人の患者さんを治療した私の実績にもとづき、安全で効果的なストレッチやエクササイズをご紹介していきます。

現状を悲観している時間が一番のムダです。本書を通じて、ひとりでも多くの方が、痛みから解放されて豊かな人生を過ごされることを願っています。

目次

第2章　長生きするための首押しプログラム　49

第3章　首を押して健康になった人たちの声　105

第4章 ［症状別］首押しメカニズム 121

第5章　首押し一問一答　165

首押しプログラムって何？

こんな症状に悩まされていませんか

肩こりがひどい

目が疲れる

頭痛がする

首が痛む

手足がしびれる

やる気、
集中力がない

首が動かしにくい

肩の左右
どちらかが
下がる

猫背に
なっている

首が前に
出ている

それ全部、
首を押せば、
良くなります！

「首押しプログラム」は、
首周辺の筋肉をゆるめ、
頸椎の並びを整えることで、
脳から脊髄、そして全身への
神経伝達効率を高め、
血液の流れを良くし、
自律神経の働きを
正常化します。

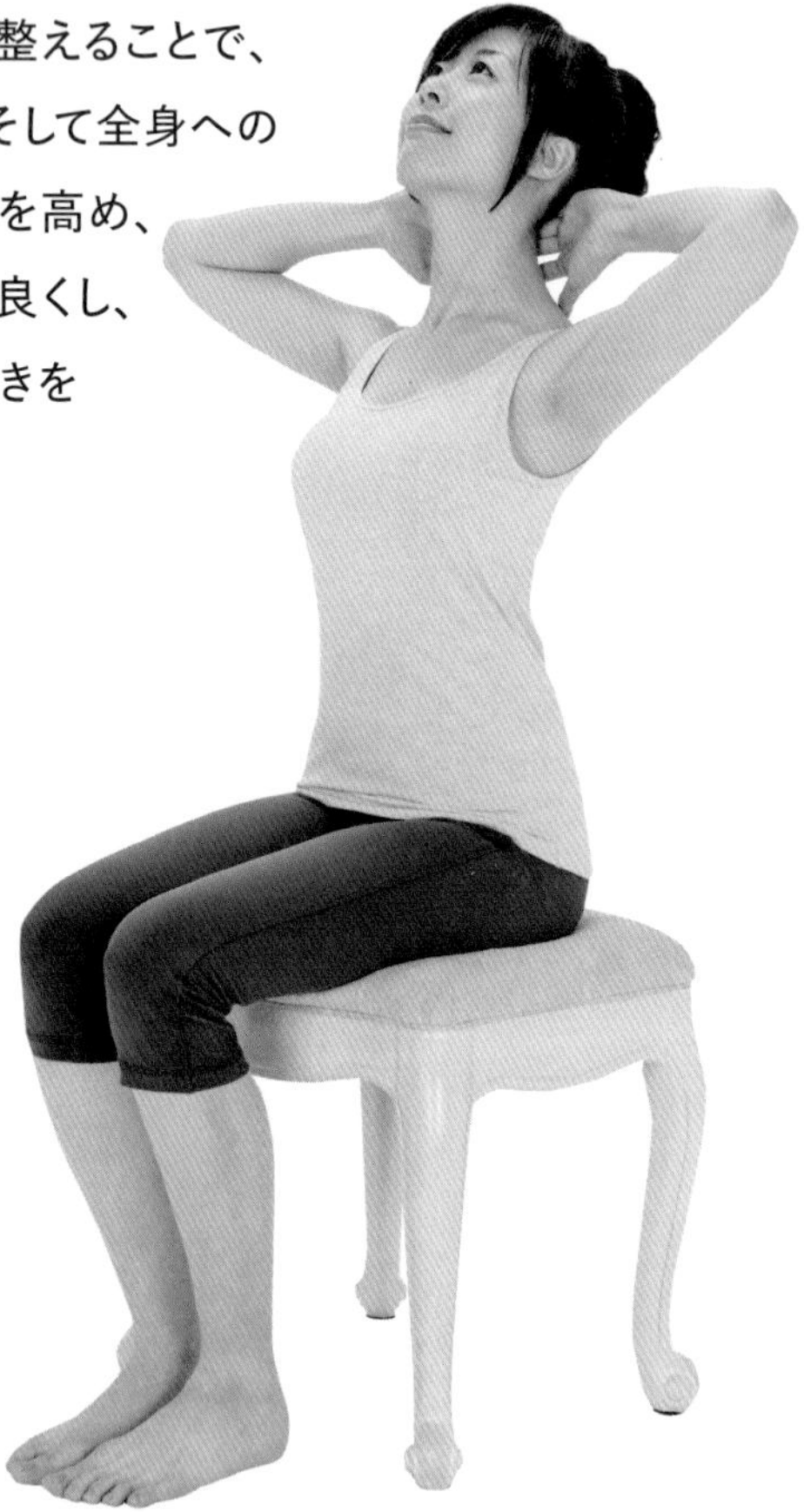

首押しで改善するおもな症状

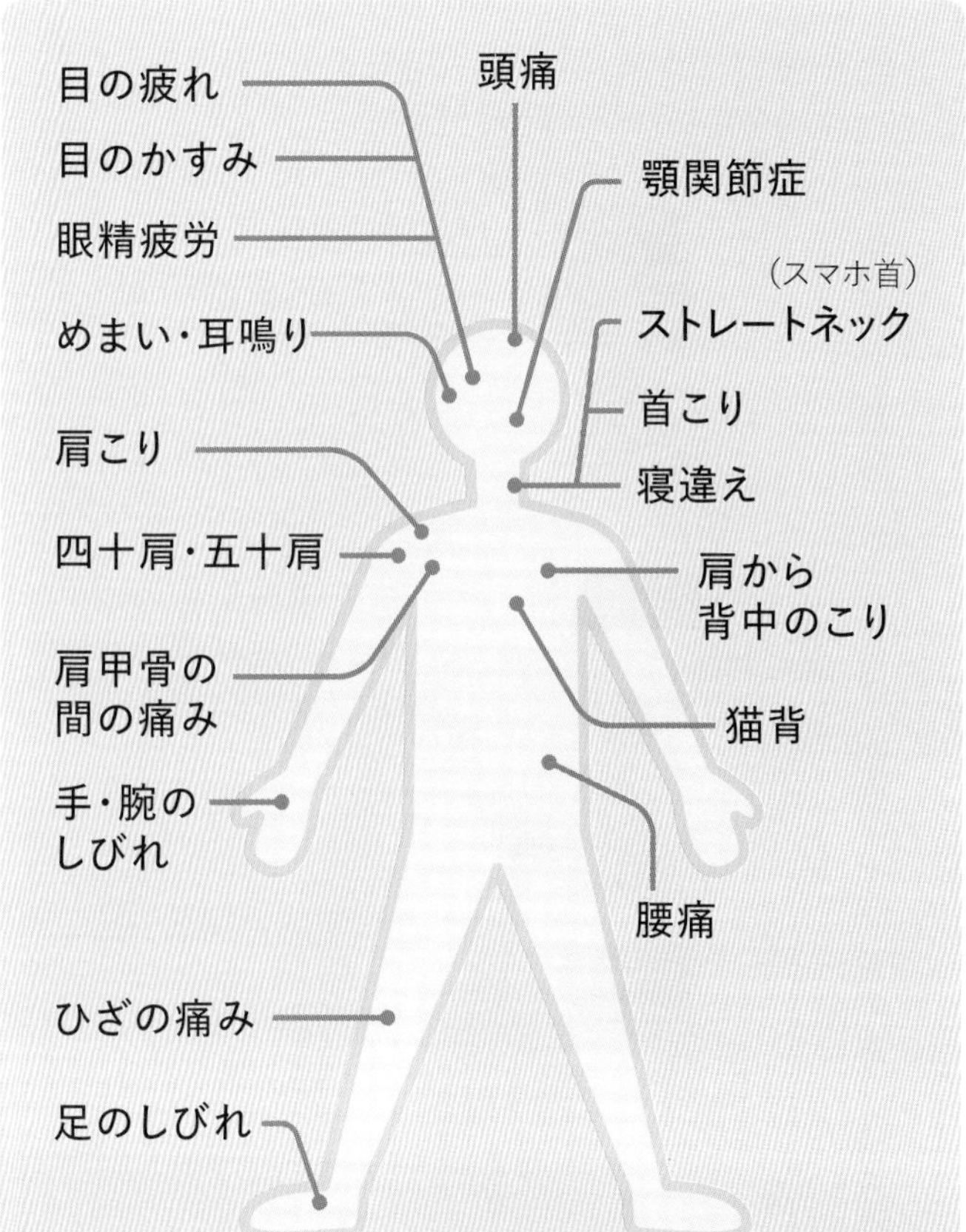

ここを押す！首の3つの筋肉

首にはたくさんの筋肉があり、重い頭を支えています。押す場所と押し方によって、さまざまな効果が得られます。主となる3つの筋肉を説明します。

首の前（前頸部）

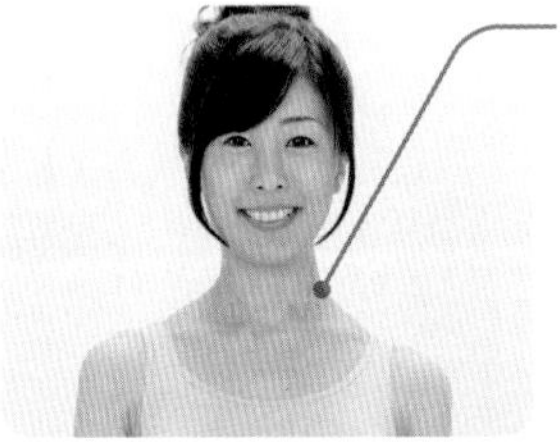

胸鎖乳突筋《きょうさにゅうとつきん》

首を前に引っ張ったり、左右に回転させる筋肉です。

首の横（側頸部）

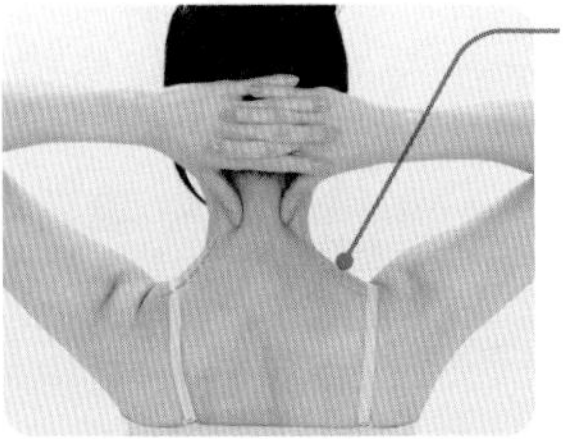

肩甲挙筋《けんこうきょきん》

肩こりの原因となる筋肉。すぐわきをリンパ管が走っています。

首の後ろ（後頸部）

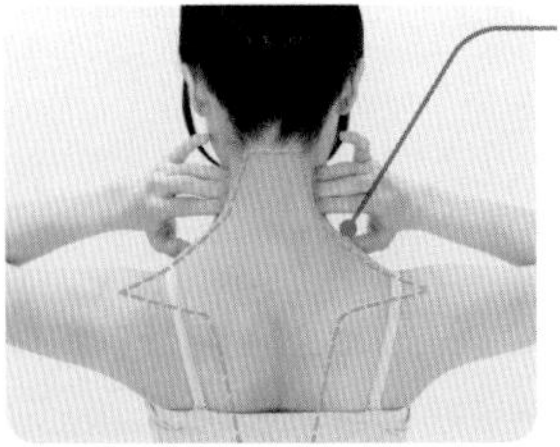

僧帽筋《そうぼうきん》

姿勢を保つための筋肉です。また、後頭部の近辺には頭を支える筋肉が多く集まっています。

首は7個の骨でできている

背骨は、頸椎7個、胸椎12個、腰椎5個、仙椎1個、尾骨1~2個の計27～28個の骨でできあがっています。

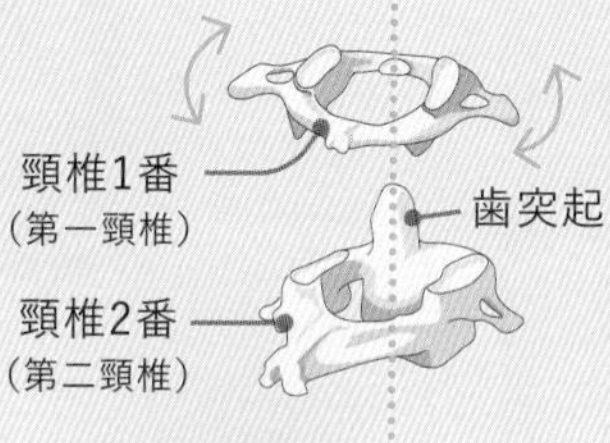

頸椎1番、2番は7個の頸椎の中でも特殊な形状をしています。1番は輪っか状になっていて、2番には歯突起（しとっき）という飛び出た部分があります。2番の歯突起を軸に、1番が回転しやすい構造になっています。

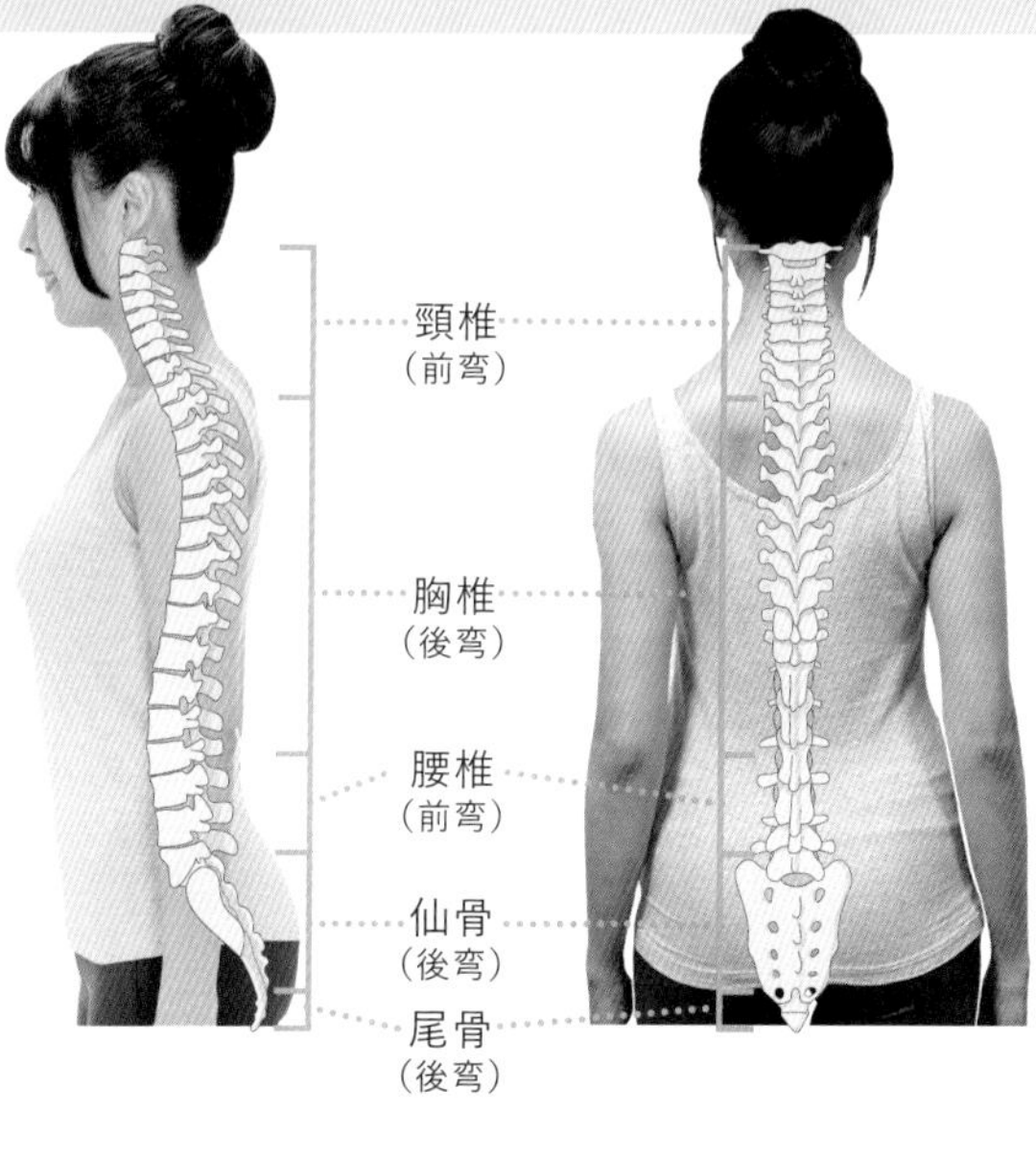

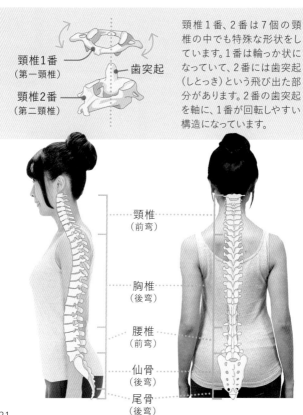

治療職人シマザキのちょっといい話

ある国立大学病院外科医との出会い

「頸椎症は治らないっていわれました」

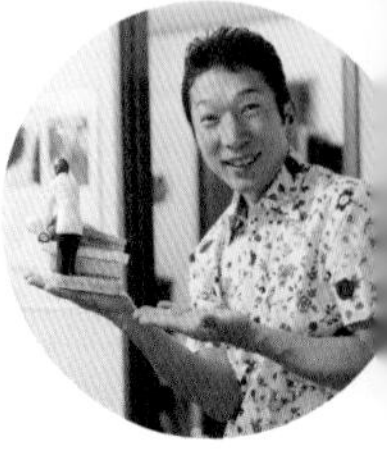

ゴルフでたまたま一緒になった60代後半の男性Aさんが「腰が痛い」というので、「私、近くで治療院をやっています。もし、ひどくなったらおいでください」と伝えたところ、別の50代の男性Bさんが、「**私は頸椎症で首が痛くて。腕と背中がしびれます**」といいました。

「え、頸椎症ですか。その程度でしたら、すぐ治してさしあげますよ。**頸椎の治療が一番得意なので**」

でも、Bさんはこう続けます。

「頸椎の間隔が2カ所、狭くなっていて、**整形外科でもう治らないっていわれてまして**」と、警戒心がうかがえる慎重な言い回しです。

そこで、私はBさんの首を指で押しながら、簡単な触診を試みました。

「ここをこうやって押すと、しびれが増しますよね」

「痛っ、イタタタ。あ、でも、たしかにここだ」、体をひねって逃げるBさん。

「でも、こんなふうに、さっきとは真逆の向きに押してあげると、良くなりませんか」

「本当ですね。今度お願いします」と、その日のうちに予約を入れてくださいました。

その後のメールのやりとりで、Bさんが某大学医学部准教授だとわかりました。

「外科手術中は何時間も下を向いていても平気なのですが、上を向くことができなくなって、グリーンの傾斜もしゃがむと見えないんです」

「系列病院の整形外科の先生に『治らない』と診断されたのに、よく来てくださいましたね」

「先日、**首を的確にピンポイントで押してくださって**、その後少し楽だったので、信頼しました」

本番の治療は、「頸椎5番をなめ上45度に押して戻す↓頸椎1番を整える↓そり腰に注意する↓きれいな首のポジションで寝る」というものです。その後の結果は非常に良好で、**2回目の来院で症状がほとんど寛解しました。**

Bさんとはいまもゴルフ仲間で、ラウンド中に最先端の医療現場の情報を教えてもらっています。他にも**多くの医師が体験し、納得した「首押しプログラム」**です。

「治った！」「良くなった！」の声をたくさんいただきました

すごい猫背でしたが、鏡を見ながら姿勢を正す方法を実践するうちに、背中の痛みがなくなりました。

20代／男性／美容師

自分で首を押すようになり、ストレートネックがかなり改善しました。

90代／男性／医師

治すのが難しいと病院でいわれた両手のしびれが良くなりました。

50代／女性／主婦

椎間板ヘルニアで苦しんでいましたが、先生に首を押してもらって、不調が改善しました。理学療法士から見てもすごい施術です。

40代／男性／理学療法士

首の位置が整うだけで、足首の関節の動きが変わることにビックリしました。線維筋痛症も少しずつ楽になっています。

40代／男性／理学療法士

坐骨神経痛、肩こりから解放されました。

40代／男性／外科医

先生に教わったエクササイズで四十肩の痛みが消えました。

40代／女性／事務職

島崎先生の検査と説明が医師の私も納得できるハイレベルなものでした。

50代／男性／耳鼻科医

第１章

なぜ、首を押すと痛みと不調が消えるのか

不調の原因はあなたの「首」にある

次の会話は、私の治療院でよく交わされる会話です。

患者さん「先生、長年の腰痛持ちで……。治ると聞いて伺ったのですが」
私「そうですか。いままで治っていないのなら、治療のしかたが悪いか、原因の見誤りか、症状が悪化しすぎているかのどれかですが……。(検査の後)いつまでも治らないのは首(頸椎)のずれが原因ですね」
患者さん「えっ、首？　腰痛なのに、首が原因なんですか？」

人間の体には好調・不調の波があります。しかし、不調の時があっても、通常は眠っている間に体の不調を自然に治すことができています。

「いままでは寝れば治った不調が、寝てもなかなか治らない。

最近はずっと不調のまま」

という状態なら、その不調の原因は首にあるかもしれません。繰り返しますが、痛みが発生した原因ではなく、痛みが治らない原因です。

「ホメオスタシス（体内恒常性）」と呼ばれる、体内を一定の状態に保つ働きがありますが、これらはすべて脳から臓器へ、自律神経を通じた命令によって行われます。たとえば、次のようなことです。

●食べたものを消化・吸収し、残ったものを排泄する
●無意識でも呼吸を止めない
●体温を一定に保つ
●血液中の成分を一定に保つ（血糖値など）

胃や腸、肝臓などの臓器、器官は、脳の指令を実行しているだけです。私たちは、脳の指令のもとに体を動かし、食べては排泄し、疲れては休み、不調なら寝込み、なんだかんだと健康を維持しているのです。

「首」がずれるまでは……。

転んだりぶつけたりして首に強い衝撃が加わったり、長時間悪い姿勢をとり続けることで首、つまり頸椎はずれてしまいます。

日常生活の中で頸椎が少しくらいずれることは珍しくありません。ちょっとのずれなどは人体への悪影響もほとんどありません。しかし、そのずれが大きくなると、「脊髄」を圧迫します。脊髄は、脳からの司令を全身に伝える神経の束です。

そして、**頸椎の中でもっとも重要な役割を持つ上部《じょうぶ》頸椎《けいつい》（頸椎1番と2番）**がずれると、脳の出入り口をふさいでしまうことになります。

つまり、**ずれた頸椎が脳からの神経伝達を阻害することで、体の臓器、**

器官は正常な働きができなくなってしまうのです。

たとえ軽い痛みだとしても、以前はひと晩寝れば治ったのに、慢性的に痛みや不調が続いているのであれば、やはり体の正常な回復機能が働いていないと考えられます。

●正常な回復機能とは「自然治癒力」の表れであり、
●自然治癒力が発揮できていない状態とは「寝ても治らず不調が続くこと」であり、
●治癒力低下の原因とは「脳からの指令の遅れ」であり、
●脳の指令を阻害する原因とは「頸椎のずれによる神経の束（脊髄）の圧迫」である

ということです。

ですから、「どうも最近体の調子が良くない。歳かなあ……」と感じたら、まずは首のずれを疑ってみてください。

すでに整形外科で首のレントゲンを撮り、「骨には問題ありません」といわれたとしても、頸椎のずれまではわからないケースが多いです。「ストレートネックです」「骨が変形しています」と診断が出ても、上部頸椎のずれは見過ごされがちです。

その理由のひとつに、上部頸椎のずれを確認するには、正面からレントゲン写真を撮る必要があるからです。しかも、口を大きく開けて撮影するという特殊な撮影をしなければなりません。通常のレントゲンでは、上部頸椎はちょうど歯に隠れ、写し出せないのです。

現在、何らかの痛みや不調で治療を受けていて、なかなか改善されないようなら、本書でご紹介する方法を実践してみてください。少しでも改善が見られたら、不調の原因は首にあったと体が証明しています。

カイロプラクティックとは？

カイロプラクティックは、1895年にアメリカの治療家、D・D・パーマーによって発明された手技療法で、薬や器具を一切使わず、手だけで施術をすることから、**ギリシャ語のカイロ（手）とプラクティス（技法）**を合わせて、カイロプラクティックという名前になりました。

「出っ張っていた背骨のひとつを押し込んだら、長年の病気が治った」という「偶然」のような出来事が発端でしたが、他の人々にも同様の施術を繰り返していくうちに、偶然とは思えない改善例が重なり、徐々にさまざまな症状を治療できる技術へと発展していきました。

息子である2代目のB・J・パーマーの時代になると、そのころ発明されたばかりのレントゲンや筋電図検査などを取り入れて理論を科学的に立証し、米国政府にもドクターとして認められました。そして、アイオワ州のパーマーカイロプラクティック大学には、一流のカイロプラクターを目指す学生が世界中から集まるようになったのです。

現在、カイロプラクティックは世界保健機構（WHO）にも登録され、世界各国で医療機関の一部として機能している、代表的な代替医療です。

カイロプラクティックの理論の根底には**「脳が体をコントロールしている」**という大前提があります。世界的にもっとも権威のある医学書『グレイ解剖学』にも「神経系はすべての細胞をコントロールしている」と書かれています。脳からの命令が電気信号となり、神経という伝達網を使って全身に送られる仕組みです。

そして、ここからがカイロプラクティックの見解です。

「背骨のゆがみやずれによって、神経のコードが圧迫されたり引き伸ばされたりすると、脳からの命令伝達が阻害され、機能低下や機能亢進《こうしん》が同時多発的に表れます。これが皆さんの不調の状態であり、正常な自己治癒力をも低下させる原因になります」

よって、背骨のずれやゆがみを正しく矯正すれば、体の状態も元に戻ると考え、それを実証しているのです。

すべての神経は「上部頸椎」を通る

ひと口にカイロプラクティックといっても、いろいろな方法があります。背骨をボキボキと鳴らすようなものから、首に触れる程度のものまでさまざまです。

私が行っているのは、おもに**首の上から1番目と2番目の骨である上**

部頸椎に調整を加える方法です。ひざが痛いという患者さんでも、腰の痛みに悩む患者さんでも、基本的に首の骨を調整するだけです（必要があれば、ひざや腰に触れたり、骨盤を治療することもあります）。

では、なぜ、首を調整するだけで、患者さんの全身の症状が改善するのでしょうか。脊髄について簡単に説明します。

脳から出ている神経が太い束状にまとまったものが脊髄です。この脊髄が圧迫されたり切断されたりすると大変なことになります。

たとえば、ひどい交通事故などで腰の骨を折る損傷によって、下半身不随になるケースがあります。腰ではなく首を損傷すると、全身不随になります。首なのか腰なのか背中なのか、脊髄のどの箇所がダメージを受けたかによって、表れる障害の範囲が変わります。

その理由は、**徐々に神経が枝分かれしていく脊髄の構造**にあります。

首（頸椎）では手に向かう神経が枝分かれします。背中（胸椎）では肋間神経や交感神経が枝分かれし、腰（腰椎）では骨盤内の内臓器（膀胱や生殖器など）と足へ行く神経が枝分かれします。頸椎部ですでに手に向かう神経は枝分かれしているので、腰を負傷しても、手が麻痺するようなことはありません。

あらためて、**背骨のもっとも上に位置する上部頸椎は、全身に向かう神経のほぼすべてが通過する箇所です。**そのため上部頸椎の問題は全身に悪影響を及ぼします。体調に少しでも異常があれば、一番最初に治療するべきだと考えられています。この上部頸椎をメインにした施術を「スペシフィック・カイロプラクティック」といいます。

私は、このスペシフィック・カイロプラクティックを開発したB・J・パーマーの最後の直弟子、Dr.クラウダーに本場アメリカで手ほどきを受けました。レントゲンと見比べながら、多くの症例を触診することにより、指先の感覚だけで患部の状況を把握できるようになりました。

上部頸椎は、頭蓋骨を下から支える位置、脳の真下にあります。脳の一番下には自律神経の中枢「脳幹」があります。上部頸椎のずれは脳幹に悪影響を及ぼすとされ、頸椎1番を調整することによって、体が温まる(体温調整機能回復)、おなかがスッとする(胃腸のぜん動運動を促進)、血圧が下がる（血流改善）などの変化が表れることが多いです。この頸椎を調整する施術を「アジャストメント」と呼びます。

神経伝達によるしびれの証明

神経圧迫の影響を理解していただくために、患者さんの了承を得て、わざと腕の神経を指で押すことがあります。

すると、すぐに周辺がしびれ始め、腕に力が入らなくなってしまいます。患者さんには「**ああ、神経が圧迫されると、こんなに影響が出るんだ**」と実感していただけます。そこで私は、「**これがもし内臓に向かう神経だとしたら、どんなことになると思いますか**」と聞きます。

そうです。それは確実に体の機能低下を引き起こします。**〝内臓コントロール神経麻痺〟**と呼ぶべき状態で、体内の調和を乱してしまうのです。

重心バランスからの証明

このところ、「骨格の土台は骨盤にある」とばかりに、骨盤調整の大切さが叫ばれていますが、私は違うように考えています。もちろん、完璧な治療法などはありませんが、骨盤治療で治らなかった方がたまに来院されることがあります。

赤ちゃんの成長を考えてみましょう。

「ようやく首が座ってきた」というように、まず首（頸椎）が安定して寝返りがうてるようになり、胸椎から腰椎が安定してお座りができるようになり、そして骨盤が安定することでつかまり立ちができるようになります。つまり、脳に近いところから位置が定まるため、**人間にとっての土台は骨盤ではなく、首**といえるのです。

頭は体重の約8パーセントを占めるといわれ、5〜6キログラムの重さがあります。その重たい頭を支える首の骨がずれると、重心が傾きます。2本足のマネキンや置き物なら倒れてしまいます。しかし、2本足で立つ人間は、重心が傾いても倒れません。なぜでしょうか。

体が左に傾くと、脳が骨盤周辺の筋肉に「**体の重心を右側に移して倒れないようにしなさい**」と命令して、骨盤全体を動かしているからです（「姿勢反射」または「平衡感覚」といいます）。

ためしに、片方の手で荷物を持って立ってみてください。反射的にバランスをとって、荷物を持ったほうの肩が上がり、骨盤が体の中心から荷物側にずれるはずです。これを補正作用といいます。

その曲がった体勢では腰によけいな負担がかかります。補正作用が続くことで、腰の骨や椎間板がつぶれ、痛みの原因となります。

骨盤治療で治らない慢性腰痛はその典型です。筋肉に負担がかかると、筋肉の中に「発痛物質」という痛みを感じるもとになる老廃物が発生します。体が曲がって負担がかかっている箇所は血の巡りも悪いため、老廃物が流されにくく、痛みが続くことになります。

この時、マッサージや湿布などで血の巡りを良くして老廃物をなくし、一時的にこりをほぐす（痛みを取る）ことは可能でしょう。しかし、結局は〝その場しのぎ〟の治療でしかありません。こりや痛みの原因である負担（慢性的なずれ）はそのままだからです。**原因が解決していなければ、また同じ場所で同じ症状が起こるのは当然**です。

このことから、**皆さんに注目してほしいのは骨盤よりも「首」です。**首の骨のずれを調整して頭の重さが背骨の中心線上にのるように、同時に脳から束になって出ている神経を圧迫しないように、「首を押す」ことから取り組んでいただきたいのです。

しびれを伴う痛みにはご用心

いま、あなたは、どんな痛みを感じていますか。

ひと口に「痛み」といっても、いろいろな種類があります。まずはその痛みの性質をきちんと把握することがとても大切です。なぜなら、痛みによって問題の深さが異なるからです。

痛みは、基本的に次の3種類に分かれます。

●筋肉痛（表層筋→深層筋《インナーマッスル》）→●関節痛→●神経痛

そして、この矢印の順番でだんだんと状態は悪くなると考えられます。**体のより深いところで問題が起きている**からです。

肩や腰でも皮膚に近い表層筋の筋肉痛であれば、直接マッサージをしたり、湿布を貼るなどしてほぐすことができます。けれども、深層筋、関節痛や神経痛はそうはいきません。

これらは骨を扱うカイロプラクティックの得意分野です。体の奥深い関節のずれを調整し、体の内側から症状の改善を目指します。

筋肉痛とは違い、神経痛はピリピリとしびれるような痛みを伴う場合があります。

しびれるのは、神経もしくは血管が圧迫されているためと考えられます。たとえば、私が患者さんの腕のある1点を指で押すと、たちまちのうちにしびれて何も持てなくなりますが、それが神経圧迫の状態です。

神経痛は、絶対に放っておいてはいけません。硬い骨に守られているはずの神経が圧迫された結果ですから、**その原因である骨格の変形が始まっているというサイン**なのです。

放っておくと、関節の変形はどんどん進行し、元に戻らなくなりかねません。繰り返しますが、関節痛を悪化させたのが神経痛です。

将来大変な思いをしないために、いまできることをする（関節の変形を止める、遅らせる）ことが大切です。関節に負担をかけている体のずれを正し、正しい姿勢を維持して、適切な運動を続けましょう。

いま現在の首の状態は、あなたの普段の姿勢の結果です。

いまの状態がつらい方は、今日までやってきた習慣が間違いだったと気づくチャンスなのです。

これからの取り組みで、10年後、20年後の状況を変えることができるのです。

いまできることをせずに、体が曲がってつらい生活を選ぶのか、それともピンとして健康的でいつまでも歩くことができる生活を選ぶのか。

選ぶのは、あなたです。

どうして、片方のひざだけ痛むのか

医師に「右（左）のひざが痛い」と訴えた時、こういわれたことはありませんか。「加齢によるものですよ。しかたありませんね」。

今後そういわれてもがっかりせず、次のように考えてみてください。

「なぜ片方だけが痛いのだろう。もう片方も同じ年数が経っているのに、痛くないいんだけどなあ」

片方のひざはなんでもないのに、もう片方のひざが痛いのは、多くの場合、痛いほうのひざによけいな負担がかかっていることが原因です。

年齢や体重は、片方だけ痛む理由にはなりません。

ではなぜ、片方によけいな負担がかかるのでしょうか。

それは、その方向に体（背骨）が傾いているからです。その傾きを早いうちに治さないと、症状はもっと悪化するおそれがあります。
多くの症例をみると、体が曲がったまま膝だけ人工関節に変えても、他の症状に悩まされるようです。

レントゲン検査の盲点

痛みを感じて整形外科を受診すると、ほぼ確実にレントゲン検査を受けることになります。そして、医師から「骨には問題ないですね」といわれ、湿布と痛み止めをもらって帰ってくる人がほとんどだと思います。

痛みの多くは骨ではなく、椎間板周辺や神経、筋肉などの軟らかい組織で発生します。しかし、**レントゲン写真には骨しか写りません。**軟らかい組織はＭＲＩでなければ見ることができませんが、ＭＲＩでも実際の痛みの原因を突き止めるのは難しいようです。

実際、50代で腰痛を持つ１００人と、腰痛を持たない１００人に同時にＭＲＩ検査を行ったところ、腰痛のあるなしに関係なく、どちらのグループも約60％は「椎間板に問題あり」という結果が出ているのです。

私は、「**痛みは負担のかかった部位に発生し、負担のかからない部位は痛くならない**」と考えています。骨も椎間板も老化とともにおのずとつぶれるのではなく、負担によってつぶされてしまっているのです。

レントゲンやＭＲＩでは「押しつぶされた場所」がわかるだけで、「どこからのどんな負担によってつぶれたのか」という原因まではわかりません。

そもそも、背骨を構成する24個の骨が、椎間板というクッションを挟まずに並んでいたら、1本の棒と同じです。おじぎも、体を横に曲げることもできません。骨と骨の間の軟らかい椎間板を少し押しつぶすことで、体を曲げることができるのです。

そのため、いつも姿勢が悪い人は、常に決まった部位の椎間板を押しつぶしています。

現在、レントゲンで異常なしだとしても、実は、姿勢の崩れや体全体の傾きはすでに始まっているかもしれません。早い段階から首押しをすることで、高い効果が期待できます。

痛みは冷やす？ 温める？

痛くなったら冷やすほうがいいのか、温めるほうがいいのか。迷ったことがある方は多いでしょう。一般的に、急性の痛みは冷やす、慢性の痛みは温める、といわれていますが、私は**「冷やす行為には治療効果はない」**と患者さんにお話ししています。

冷やすのは、熱による炎症を抑えるなど「悪化を一時的に止める行為」で、「改善させる行為」ではありません。温めて血流を良くすることが、痛みを早く改善させるポイントです。

急性の場合は、炎症範囲を広げないために一時的に氷で冷やすと良いでしょう。冷やされた箇所は生理反応によって、より血流が良くなります。冷やしすぎると逆効果です。アイシングは15分ほどで切り上げるようにしてください。

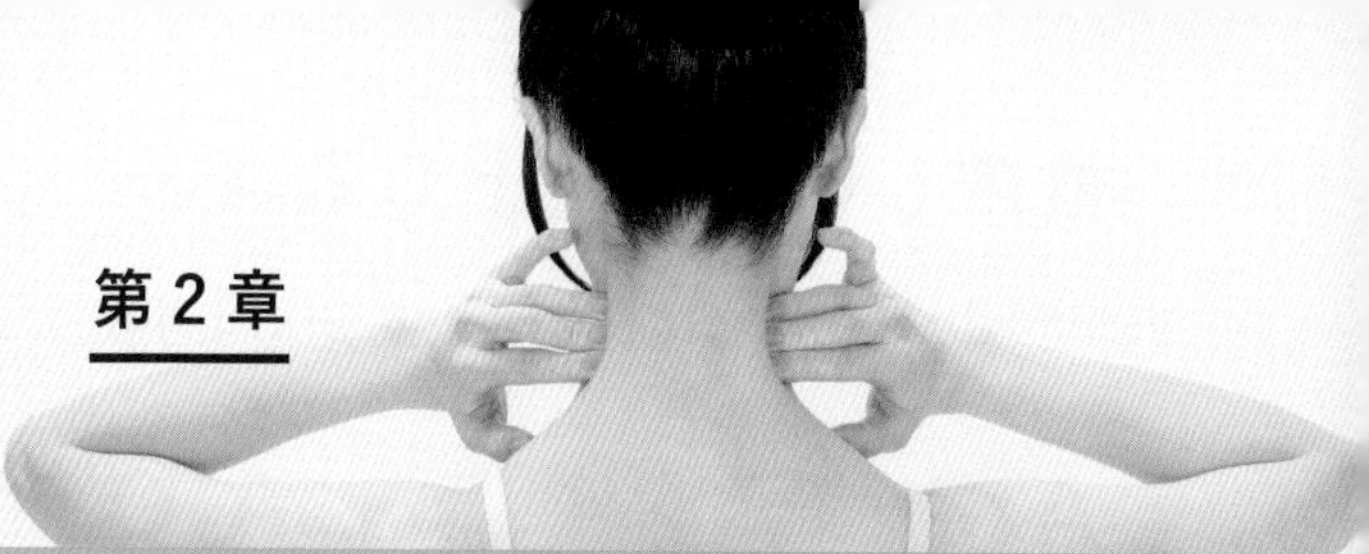

第2章

長生きするための首押しプログラム

首押しのポイントQ＆A

次のことに気をつけて、首押しを始めよう！

Q どの順番で首を押せば良いですか。

A 手もみ → 前腕ほぐし → 肩回し → 首の順です。

いきなり首を押すのはNGです。手をもみ、腕のツボを押し、肩から腕の血流を良くして、ウォーミングアップをします。首の表層筋のほとんどは鎖骨と肩甲骨まわりについています。両肩をしっかり回して、**表層筋の血流を良くしてから、**首を押して深層筋までゆるめましょう。

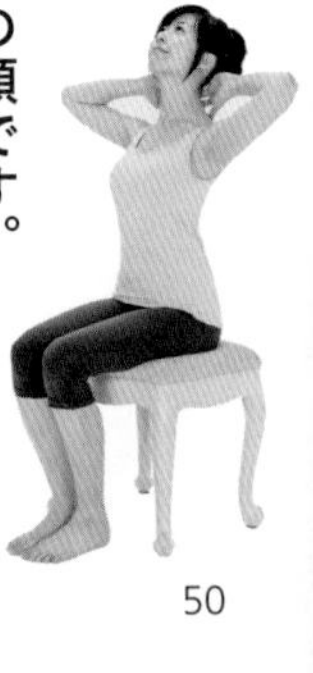

Q どのくらいの頻度で首を押せば良いですか。

A 毎日、何回でも大丈夫です。でも、最初は手もみから。

「今日は疲れたな」と感じたら、まず手もみからスタートしましょ

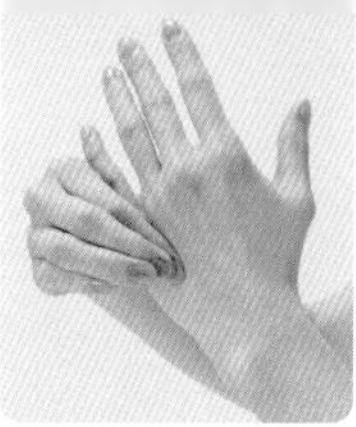

う。手足の末端からだんだんゆるめていき、首は最後です。首の**筋肉がガチガチに固まったままの状態では、せっかくの首押しの**効果も半減しますし、首を痛める原因になります。

Q どんな姿勢でやればいいですか。

A 椅子に座るか、仰向けに寝るといいですね。

首を傾けたり、ひねったりするので、**バランスを崩すおそれが**あります。また、間違って首の前側にある総頸動脈を長く押すと、**ふらつきを起こす危険**もあります。安全のために慣れるまでは仰向けか、椅子に座って行いましょう。**慣れてきたら、お風呂の湯舟につかってやるのも効果的で**す。体が温まって血行も良く、リラックスできます。

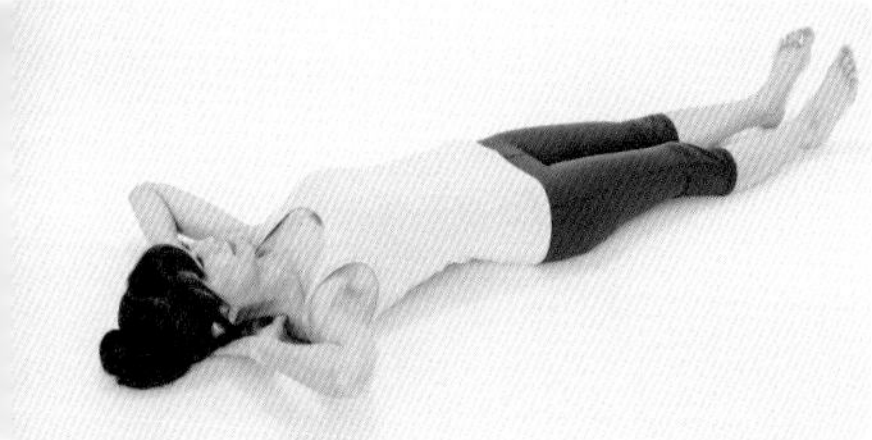

押す指の使い方

指先にどのように力をこめるかが大事です。グリグリと円を描くように押さないでください。筋肉には「始まり」と「終わり」があります。その方向に沿って前後に動かすと、血液やリンパ液がきちんと流れます。

- 母指圧《ぼしあつ》
- 重ね人差し指挟み法
- 三指圧《さんしあつ》
- 重ね三指圧

母指圧

親指（母指）を使います。親指の腹を当てる**通常母指圧**と、親指の先端を当てる**直角母指圧**があります。コツは親指以外の4指のどれかを支えにして**「テコの原理」を使うこと**。弱い力でも圧力が奥まで届き、かつ指を痛めません。手首や腕を回転させ、指先をくい込ませるイメージです。

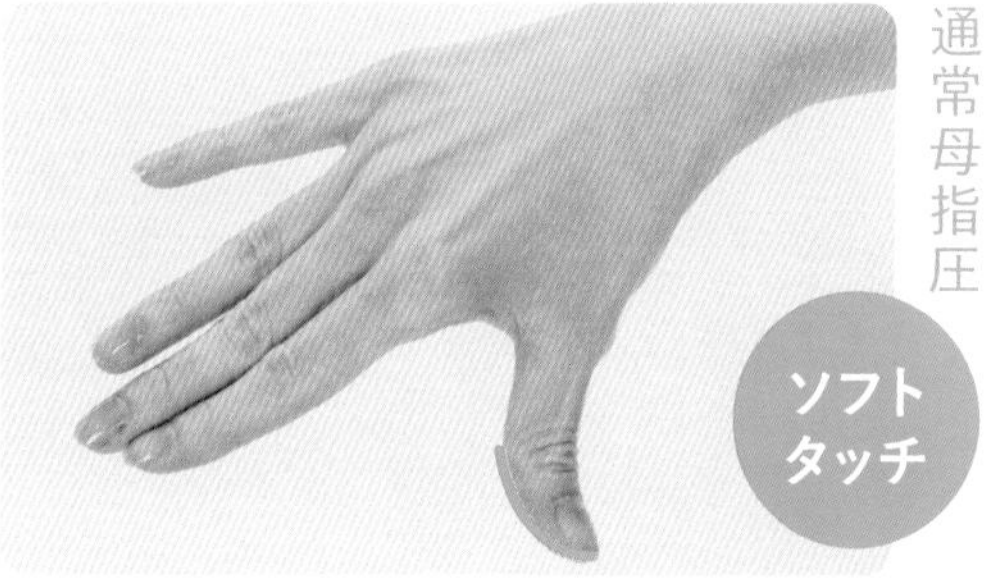

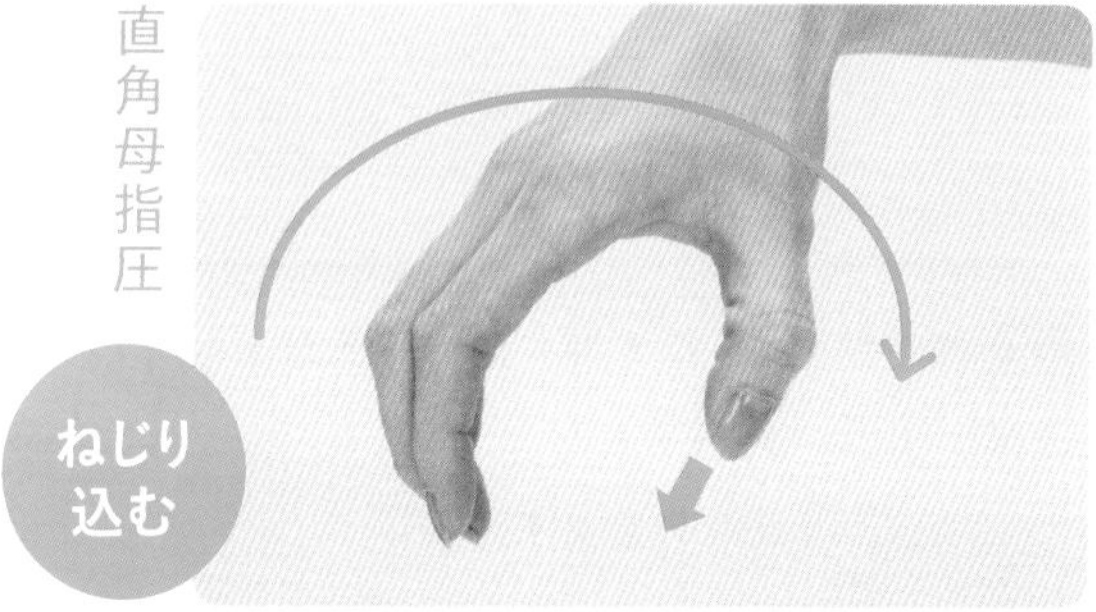

重ね人差し指挟み法

狭いところは**人差し指の先端**を使います。1本の指では押す力が弱いので、4本の指を重ねて人差し指の先端の親指側に圧を集中させ、反対側の親指とで挟むようにして圧を浸透させます。

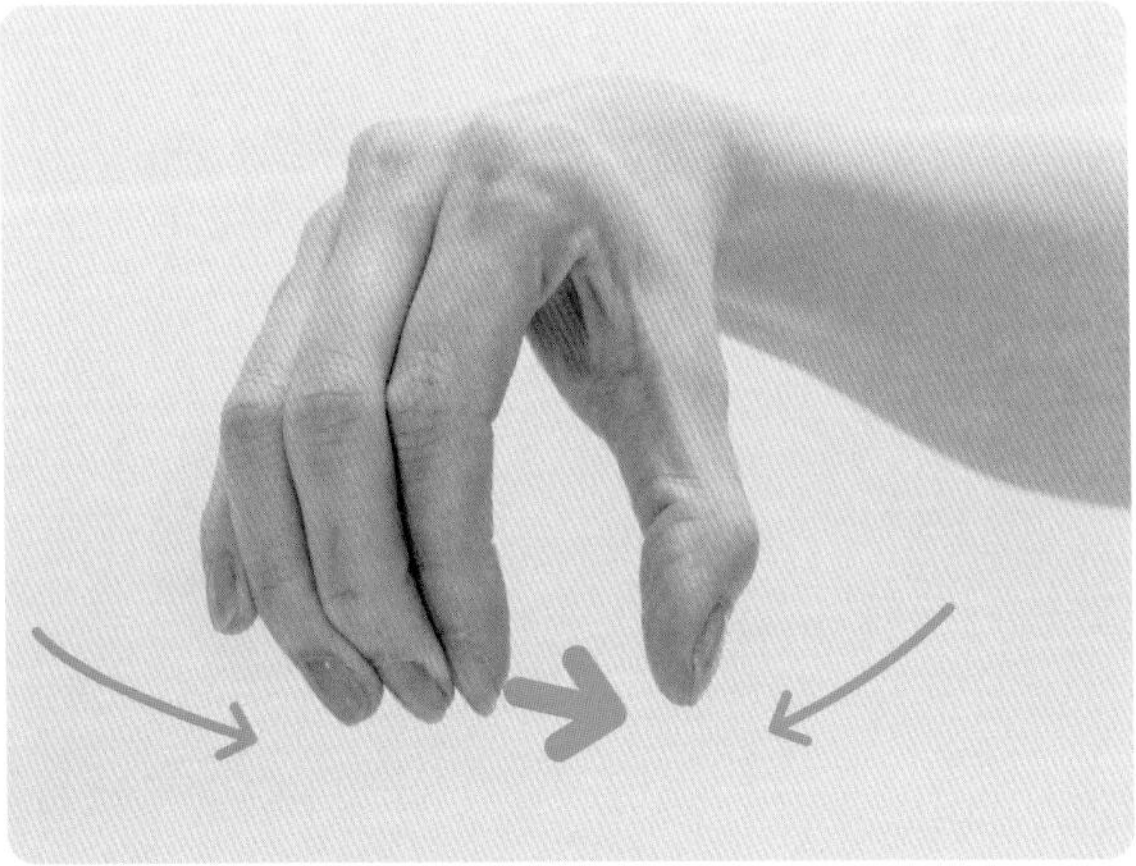

全体を通して、**指で押す時の基本は1カ所7秒**です。1、2、3、4 とだんだん圧を増し、1、2、3 とゆっくり圧を抜きます。

三指圧

親指と小指を除く、3本の指を揃えます。中指が長いので、ちょうど**漢字の「山」の形**になります。特に圧を集中させるのは中央の中指です。おもに**ストレートネック改善ストレッチ**に使います。

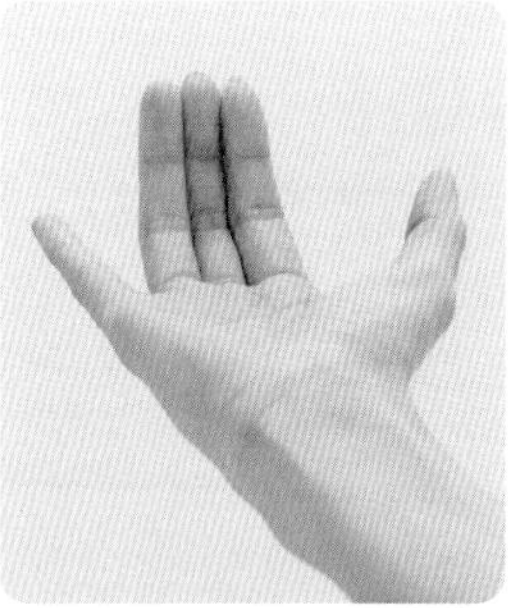

重ね三指圧

上向きに寝て、首の下に手を入れ、**頸椎の後ろ側の大きく強い筋肉をほぐすときに有効**です。たとえば、首の右側を左手の三指圧で押すのですが、片手だけでは圧が弱いので、右手の指を左手の指に重ね、左手はポイントをしっかりとらえることに集中し、右手で圧を加えると効果的です。

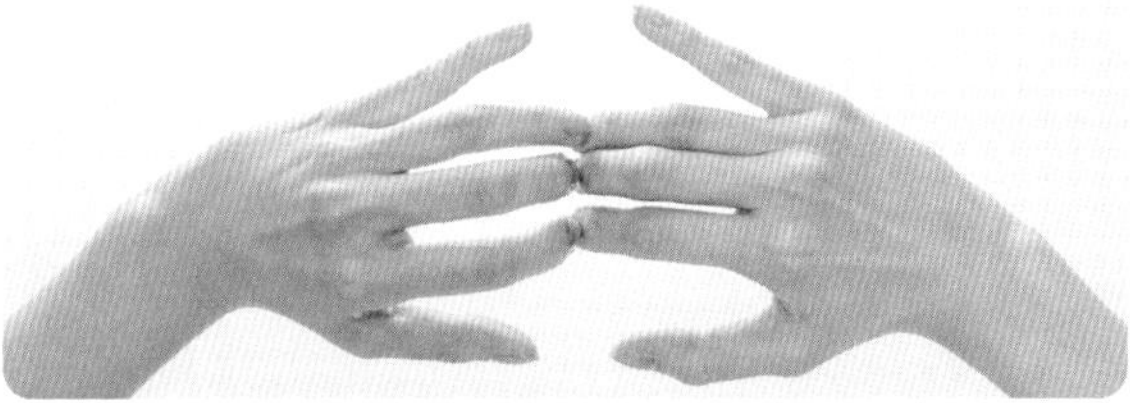

首押しの前に

いきなり首を押すと、腕や手が疲れてしまうので、まずは握力をつけるために、自分の手や腕を押すことから始めましょう。押す手は握力増進、押される手にはマッサージ効果があり、一石二鳥です。指先の感覚も養えます。

- 手の甲・手のひらを押す
- 前腕外側を押す
- 前腕内側を押す

手の甲・手のひらを押す

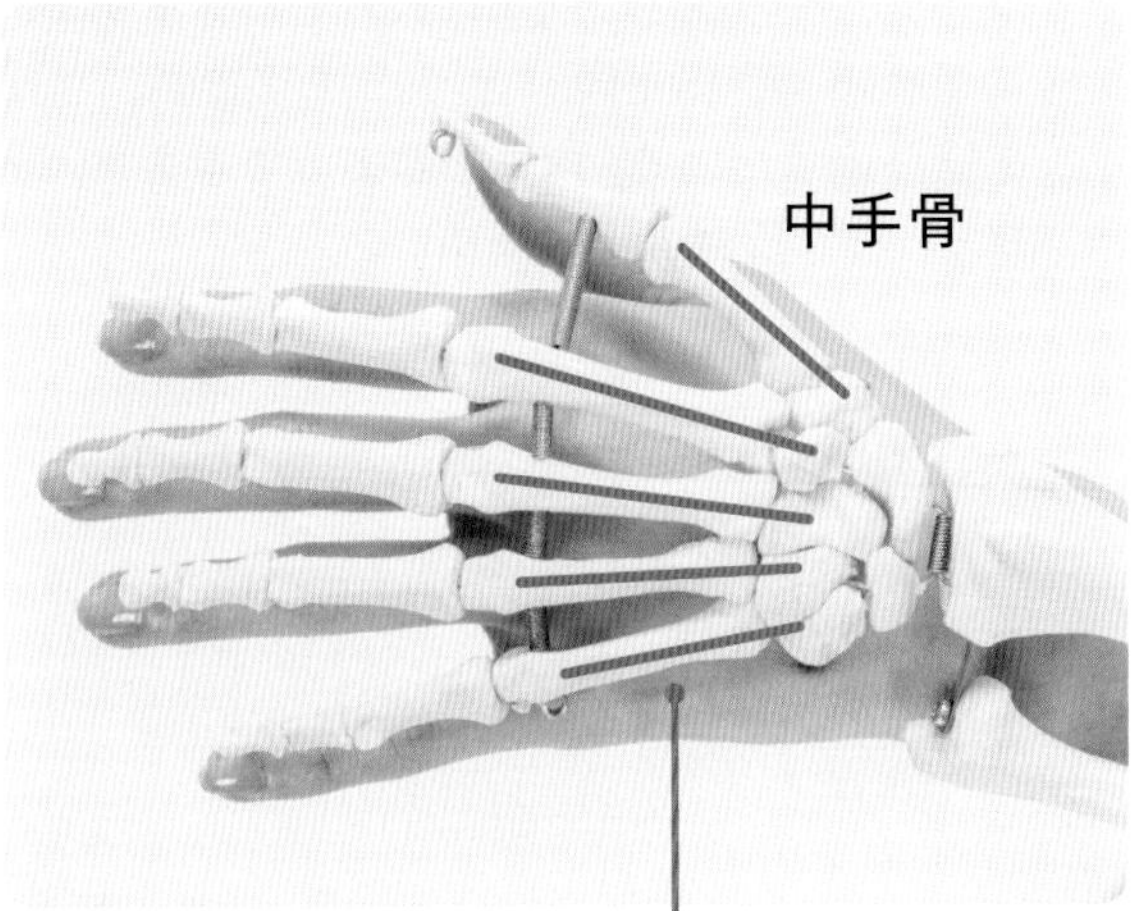

手の甲にある**中手骨（ちゅうしゅこつ）**のすきまは疲れがたまりやすいため、ここをほぐすと血流が良くなり、手先の冷えが改善します。押す際は1カ所ずつ7秒。痛いところは繰り返し3〜5回行います。

1 左手を右手の甲に重ね、上から握ります。**右手を縦につぶす感じ**で、**小指⇒薬指**の順で、ゴリッと手のひらの内側に入れていきます。そこでゆるめ、また同じように握ります。これを繰り返すだけで、指先が温まってきます。以降すべて、反対の手も同様に。

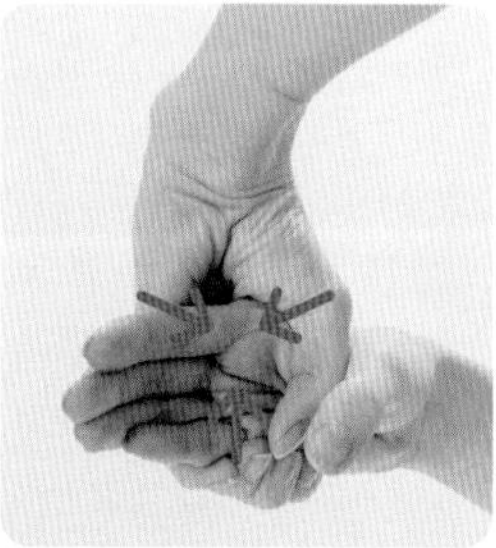

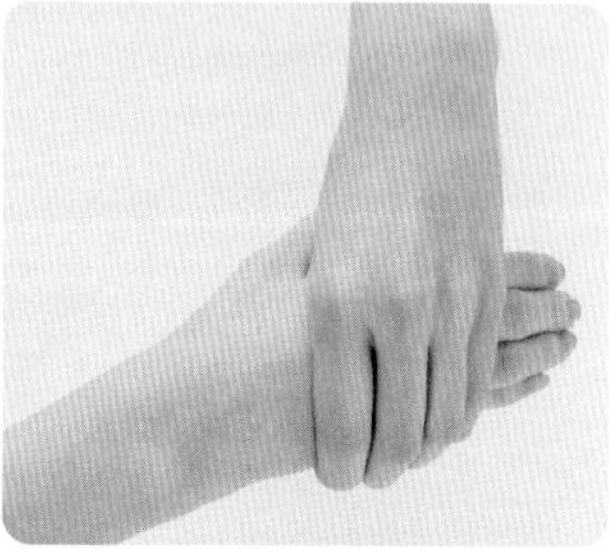

2 中手骨と中手骨の間の3本の溝を、**重ね人差し指挟み法**でほぐします。指の付け根から溝に沿って前後に動かすと、痛いところがあるはずです。それが**手の疲れのたまり場**です。

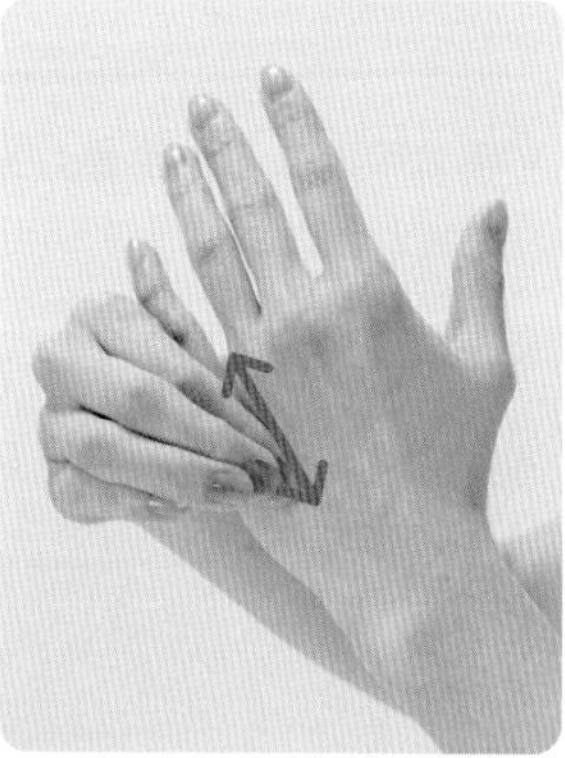

3 手にある代表的な疲労回復のツボが、**合谷（ごうこく）**です。人差し指と親指の付け根にある、少し皮膚が凹んでいるところです。そこを同じように、**重ね人差し指挟み法**で、30秒ほど圧を加え続けます。

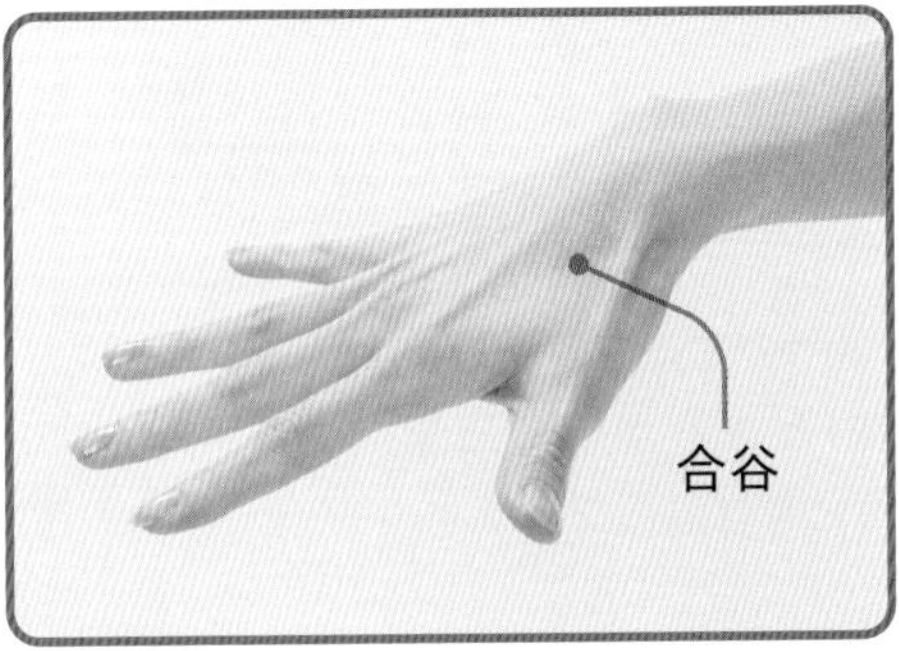

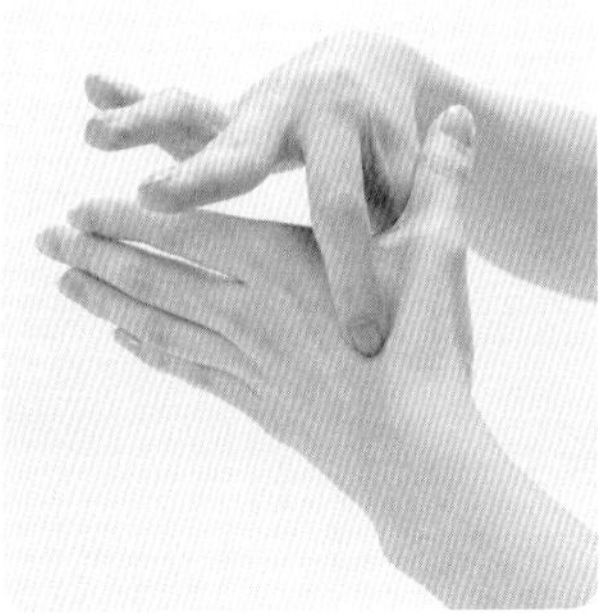

合谷を30秒押すと、ジーンと心地良い圧痛がします。

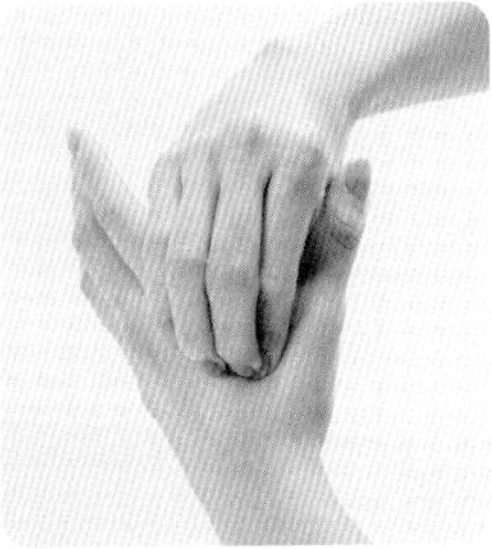

前腕外側を押す

1 力いっぱい握りこぶしを作ってください。ひじから手首に向かって薄くできる溝が、筋肉と筋肉の境界線です。ここに血管と神経が通っています。パソコンで指を動かすときに使う筋肉のため、疲労がたまる場所です。この溝のひじに近いところが**手の三里（さんり）**と呼ばれるツボです。

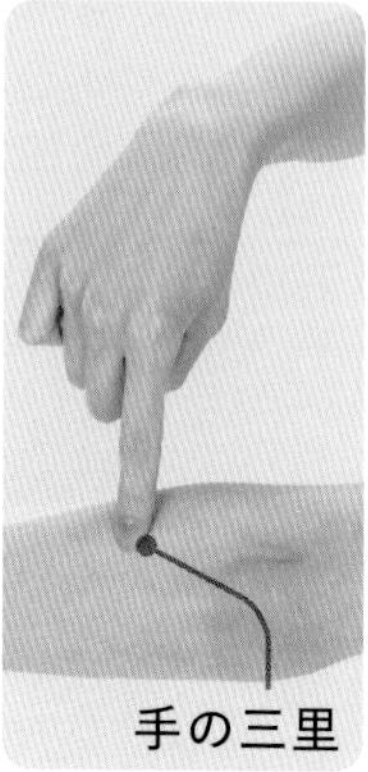

2 胸の前で腕を組むようにして、左腕を右手で抱えます。**直角母指圧**で、親指を先ほどの溝に当て、他の4指で腕をつかみます。そのまま**ひねるように右手を回転させる**と、手の三里にしみわたるような心地良い圧が入ります。ひじから手首に向かって少しずつ場所を変え、疲労物質を流していきましょう。

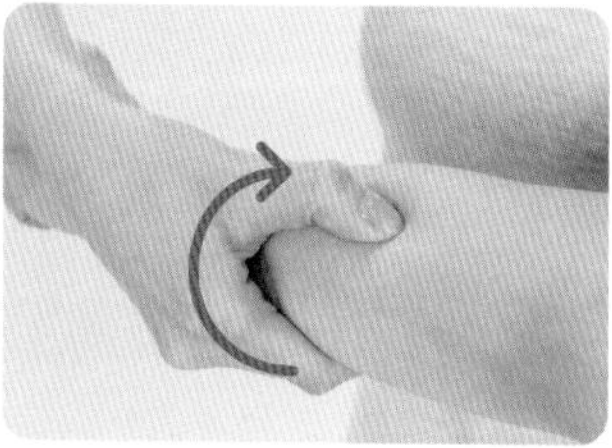

1カ所7秒。イタ気持ち良く。

前腕内側を押す

1 腕の内側を**通常母指圧**でほぐします。左手を下げて右手でつかみ、親指をひじの中心に当て、他の4指を腕に引っかけて親指に力を加えます。ひじから手首に向かって少しずつ場所を変え、筋肉の疲労を取り除きましょう。

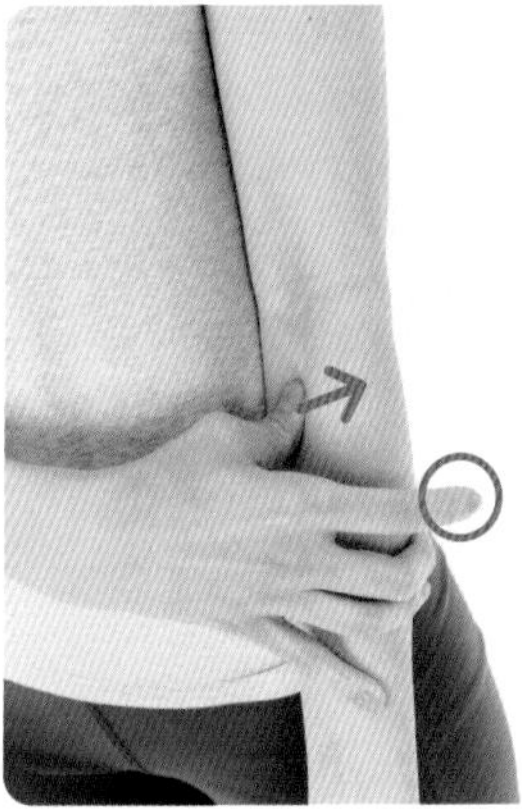

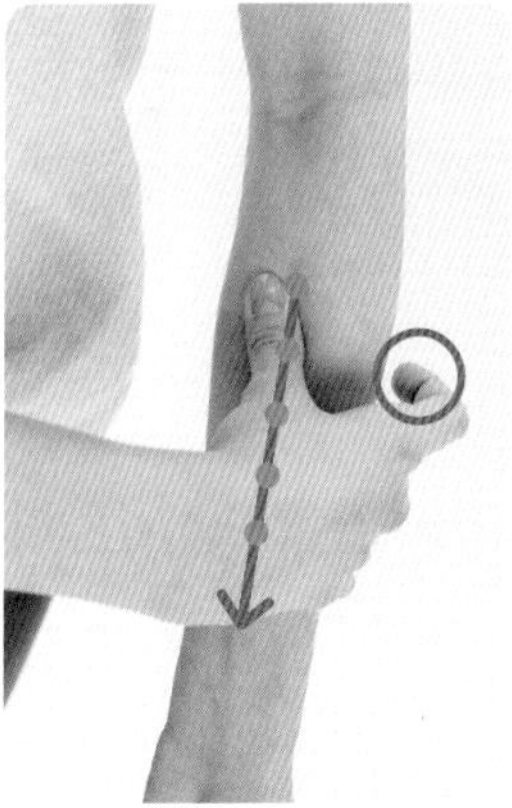

2 左の写真のように、**テコの原理**を応用します。人差し指が浮いているのは、手の握力で押すのではなく、薬指を手前に引くようにして、手首を使って押すためです。美容師やパソコン仕事が多い方におすすめの腱鞘炎予防法です。

基本の首押し

最初はバランスを崩したり、ふらつく可能性があるので、慣れるまでは安全のために仰向けか、椅子に座って首押しをしてください。慣れてきたら、電車内や待ち時間に立ったまま、首を押せるようになります。

- 通常母指圧で首を押す
- 三指圧で首を押す
- 首こり改善
- ストレートネック改善ストレッチ

通常母指圧で首を押す

1 両手の4指を組んで、後頭部にのせます。下を向いた親指で、首の両側を**通常母指圧**で押さえます。

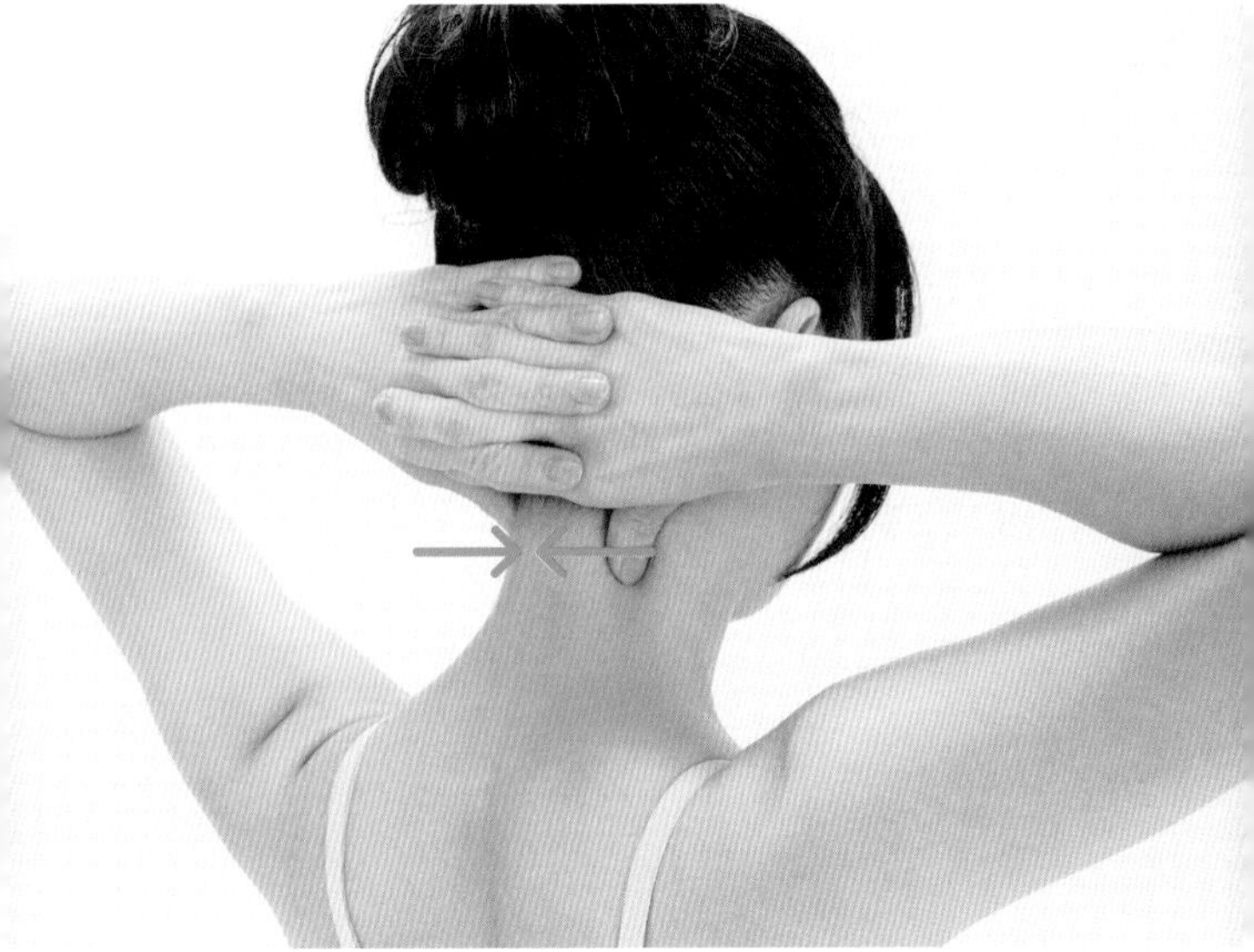

2 しっかりポイントをとらえたら、**ひじとひじを近づけ、わきを締めるようにひじ先を下げると、親指に強い圧が集まります。**指先だけで押すのとは比較にならない強い圧ですが、手指はそれほど疲れません。頭の付け根から首の付け根まで、少しずつ位置をずらしながら押していきます。

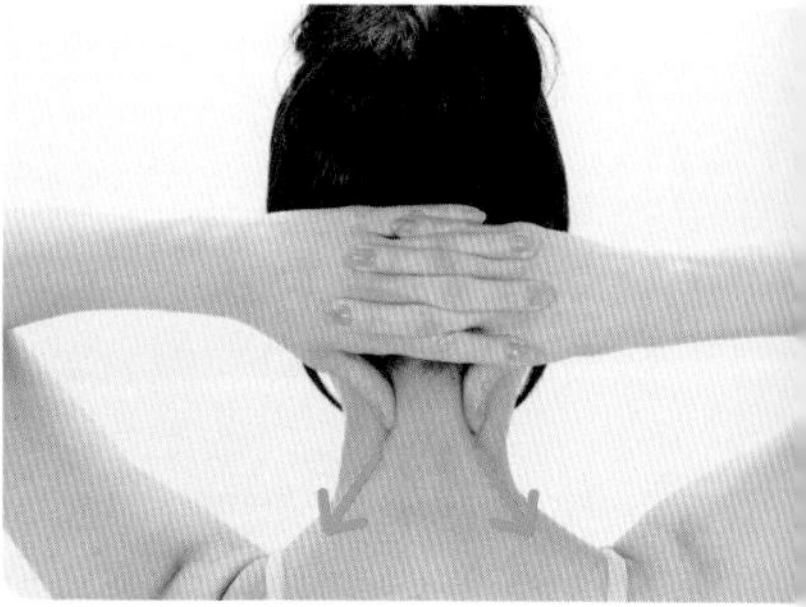

3 下まで行ったら、また上へ戻りながら、同じように押していきます。数ミリずつ位置を変えて、すべての場所を押すようにしましょう。

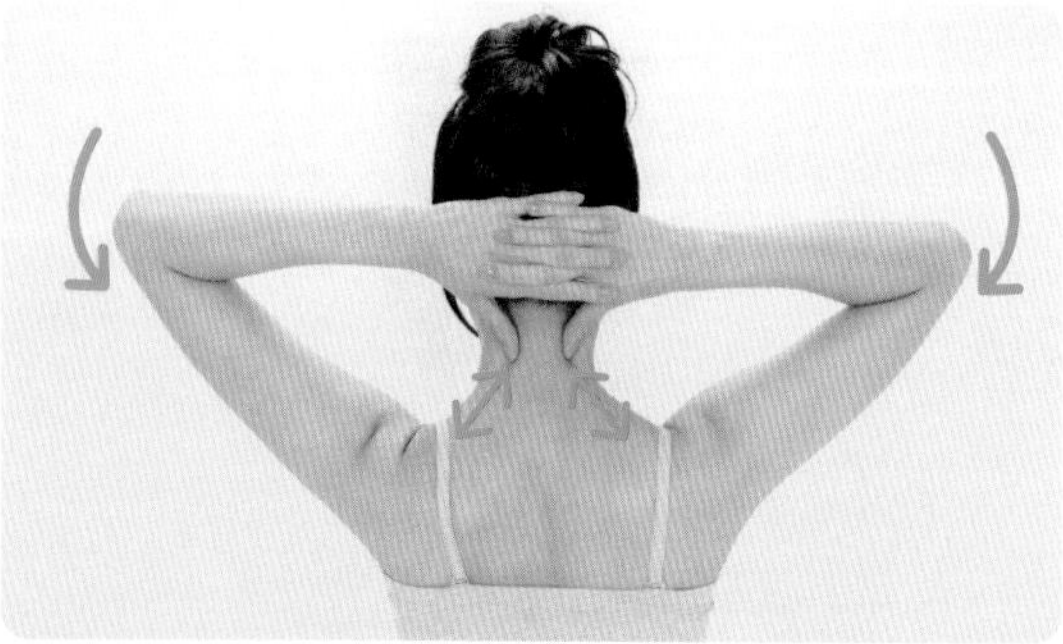

三指圧で首を押す

1 親指が疲れたら、**三指圧**に変えましょう。首の横側には**肩甲骨を持ち上げる筋肉**が縦方向に並んでいます。両側から挟んで、1カ所7秒押します。

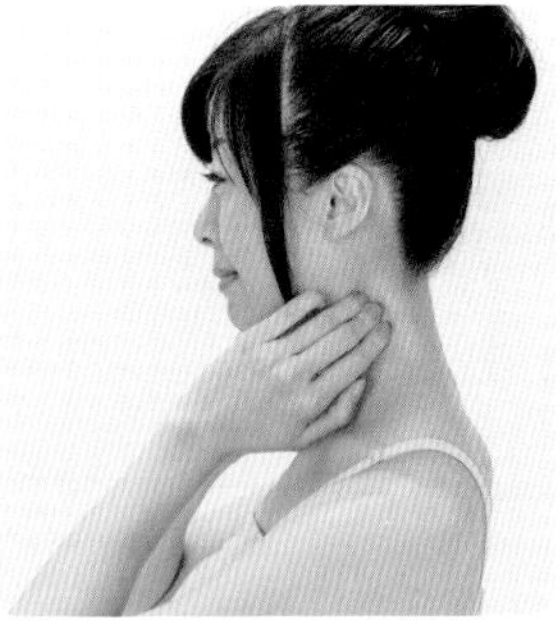

2 筋肉の方向に沿って上から下へ、また戻って上から下へ。数ミリずつ位置を変えながら押しましょう。

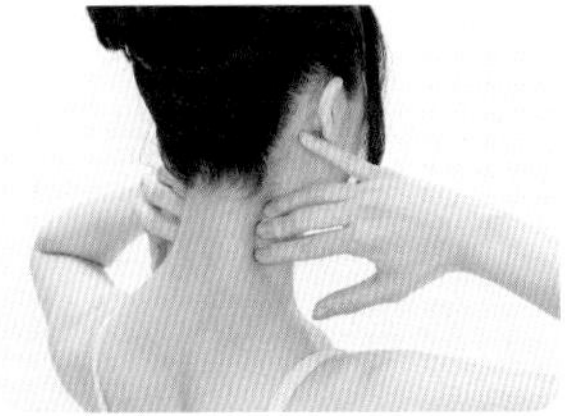

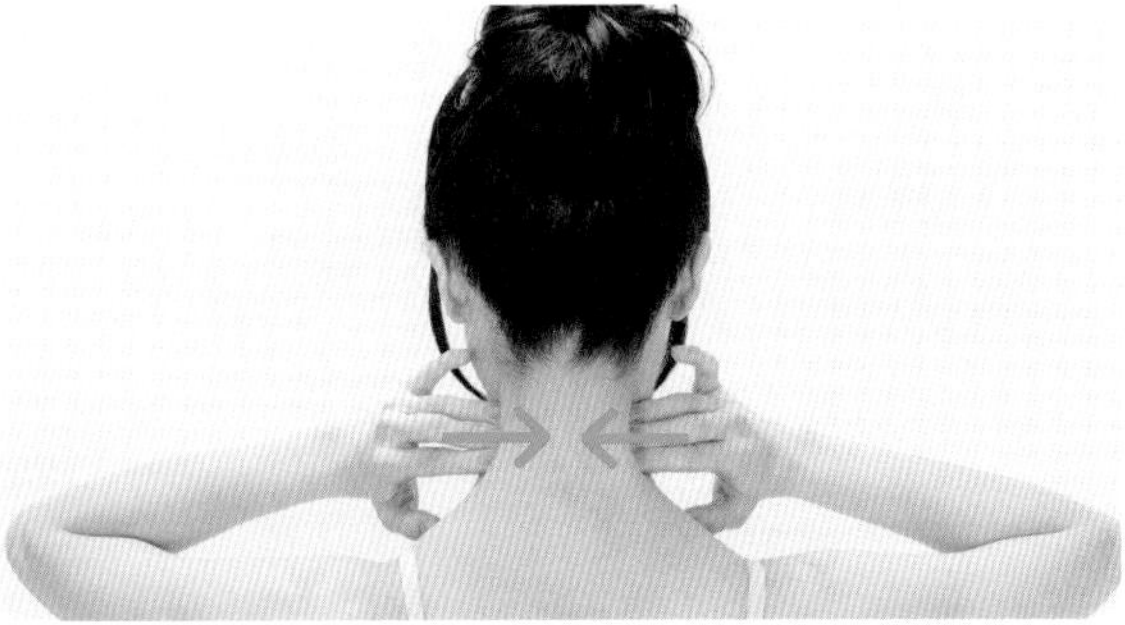

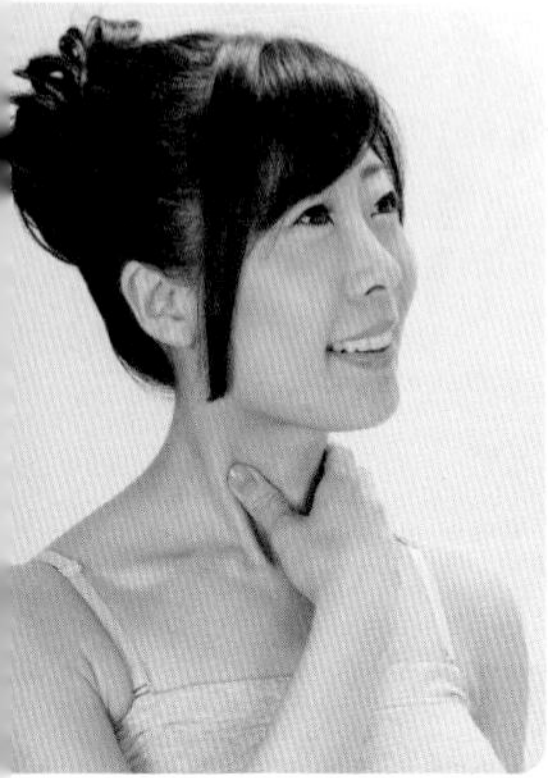

1 **胸鎖乳突筋**を**通常母指圧**で片側ずつ押します。胸鎖乳突筋のそばには**総頸動脈**があります。指でさわると、ドクンドクンと脈打つのがわかります。ここを長く押すと、ふらつくおそれがあるので、**3秒以内**にしてください。必ず**片方ずつ押す**ようにしましょう。

2 首の後ろ側は力が入りにくいため、反対側の手を使い、**三指圧**で後ろから引っ張るようにして押すと効果的です。後頸部には太い動脈がないので、強く長く押しても大丈夫です。

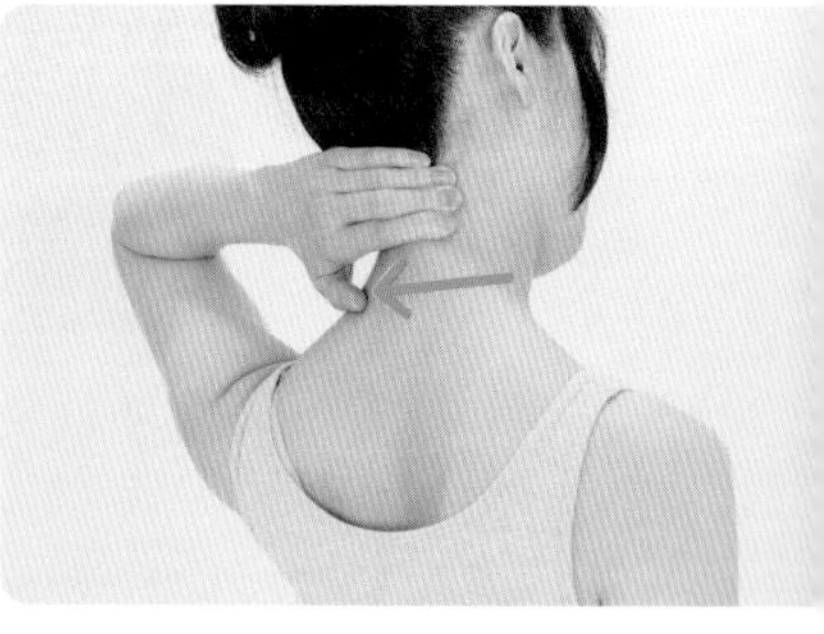

ストレートネック改善ストレッチ

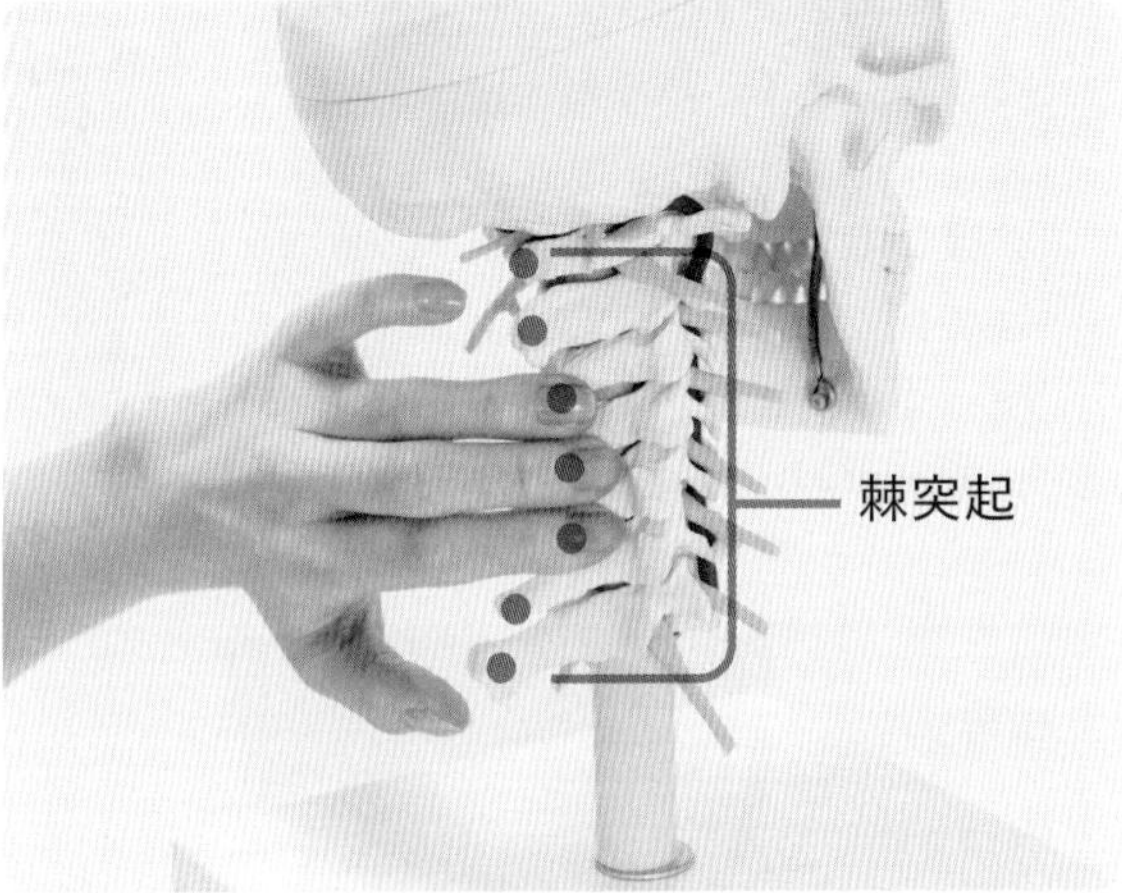

ストレートネック、通称**スマホ首**に効果の高いストレッチです。**人差し指、中指、薬指の3本**を横に揃え、首の後ろに凸凸凸と並んでいる頸椎の**棘突起(きょくとっき)**を3つ押さえます。最初はさわりやすい頸椎2・3・4番の棘突起がいいでしょう(写真の指が押さえているのは、頸椎3・4・5番の棘突起)。

1 **頸椎2・3・4番の棘突起**を押さえ、大きく息を吸い込み、**ゆっくりと息を吐きながら、10秒かけて上を向きます。**息を吐ききるまで、あごを上げます。そして、**息を吸いながら、4秒かけて頭を元の位置にゆっくり戻します。**これを3回繰り返します。

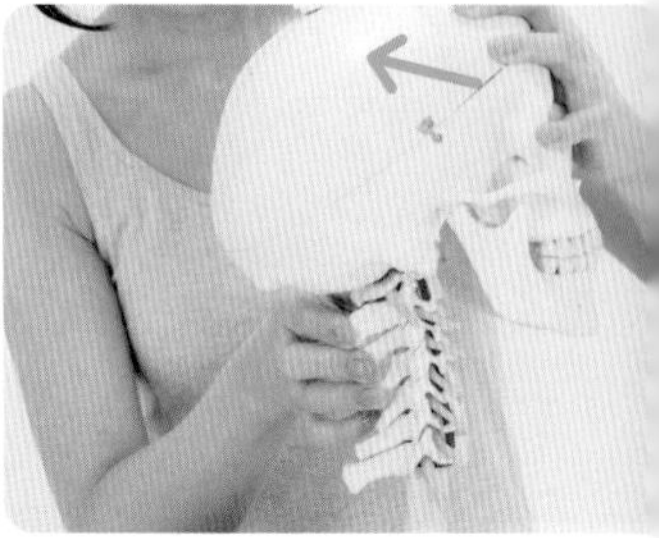

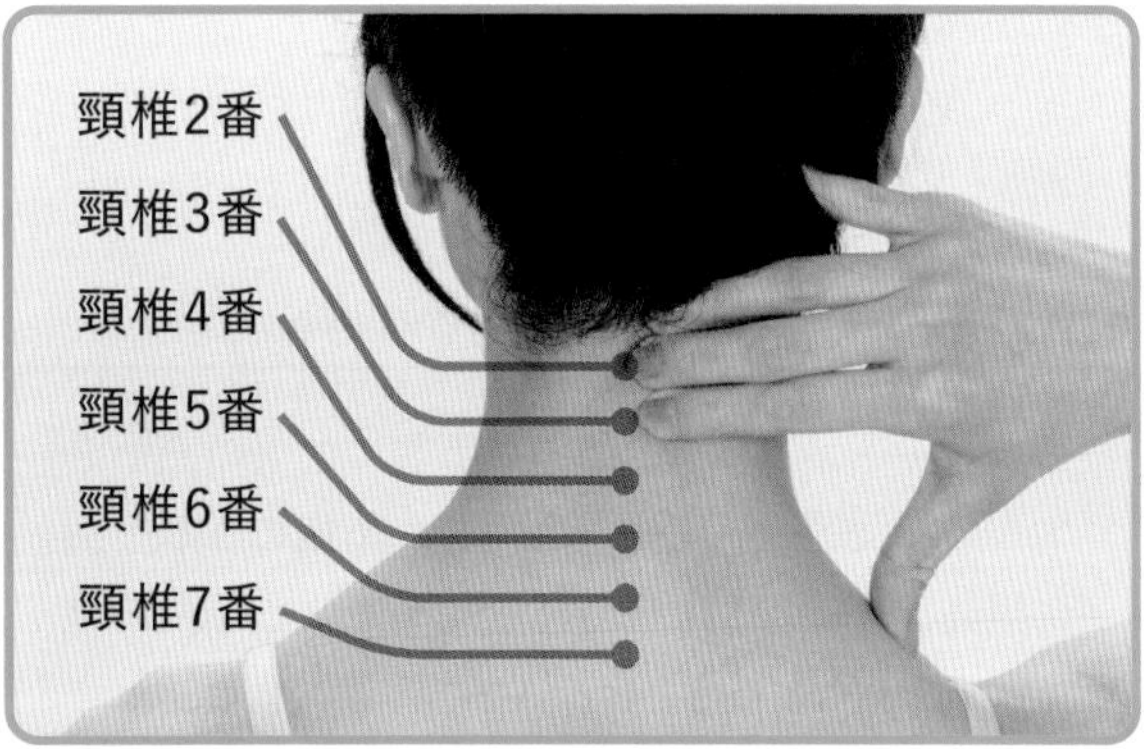

棘突起のおおよその位置。頸椎1番には棘突起がなく、真後ろからさわると凹んでいます。ここを「ぼんのくぼ」といいます。そこからひとつめの骨が頸椎2番の棘突起です。本来もっともさわりやすくボコッとしていますが、ストレートネックの人は頸椎5番、6番のほうが突出しています。

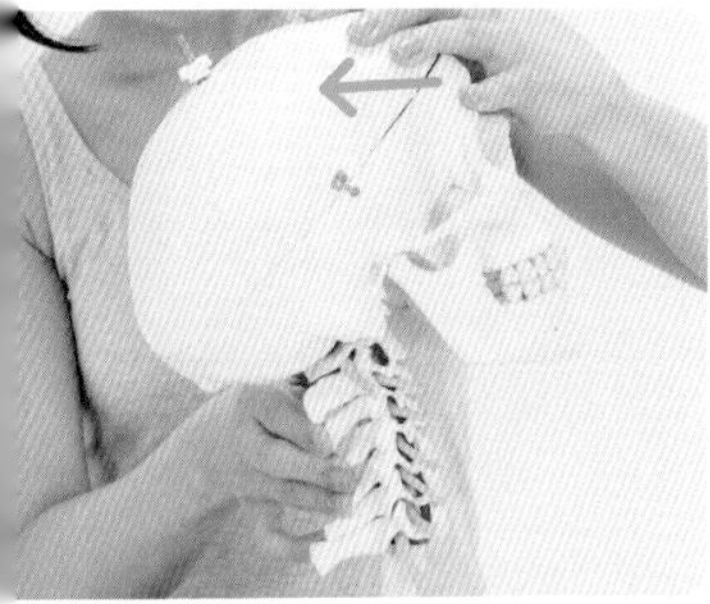

2 次に指の位置を一段下げて**頸椎の3・4・5番**を押し、同じようにゆっくり息を吐きながら、あごを上げ、戻します。これも3回。

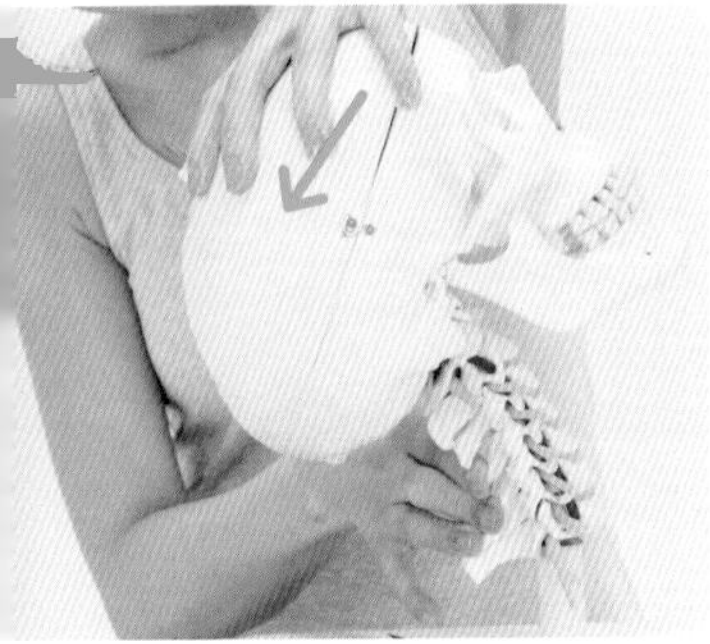

3 さらにもう一段下げ、頸椎の4・5・6番を同じように押します。ここでは特に頸椎5番をしっかり押しましょう。

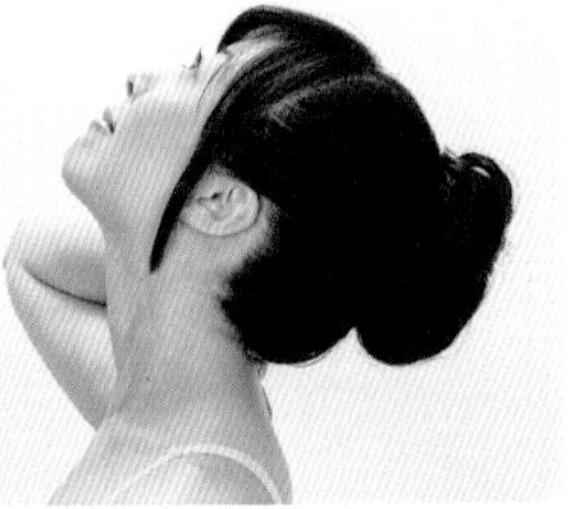

4 慣れてきたら、指先に力を入れ、息を吐く時に少し押し込むようにすると、さらに効果があります。**重ね三指圧**で押すと、より良いでしょう。

首が整う姿勢作り

首を整えるためには、何よりもまず日頃から正しい姿勢でいることが大事です。骨盤を立たせることが、正しい姿勢の基本です。毎日の座り方、歩き方から気をつけるようにしましょう。

- 椅子に座る
- 床・畳に座る
- 前傾姿勢で大股で歩く

椅子に座る

NG

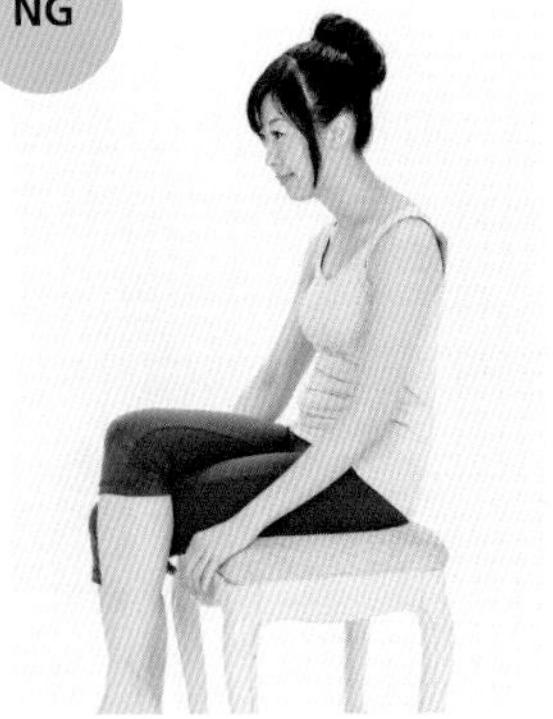

椅子にお尻が沈みこむように座ると、腰が丸くなり、骨盤が寝てしまいます。そして、**足を組まない**こと。骨盤がゆがむ、背骨が曲がる、足が太くなるなど、良いことなしです。

GOOD

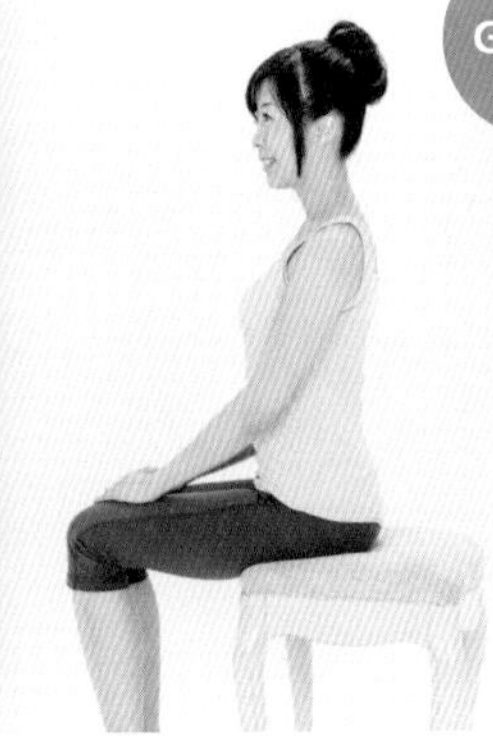

椅子の先端に**浅く座り、骨盤を立て、腰椎の正常カーブ**である前弯を保ちます。この状態で足を組んでみてください。そうです、**骨盤が立った状態では足を組みにくい**はずです。たまには深く座って背中を丸め、腰から背中をゆるめてあげることも必要ですが、基本的には**骨盤を立たせて座る時間を増やす**ようにしましょう。

床・畳に座る

床・畳に骨盤を立てて座ることができるのは正座だけです。あぐら、体操座り、長座、横座り、お姉さん座りは、すべておしりが床についているため、腰椎が後弯して丸くなってしまいます。

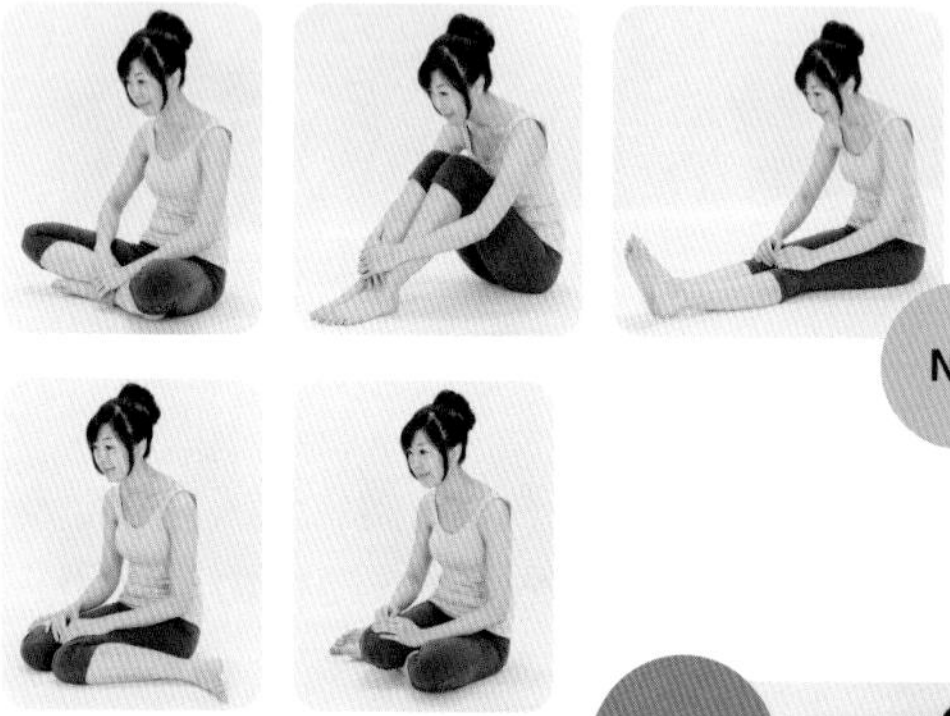

NG

GOOD

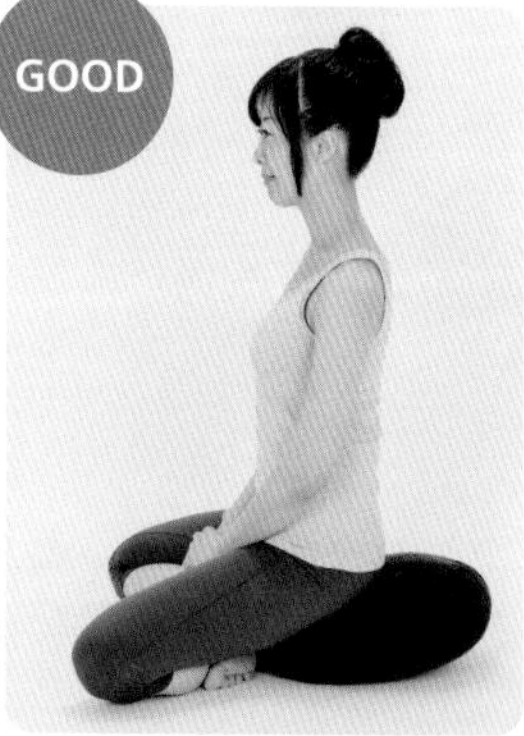

便利なのが、**ふくらはぎよりも厚いクッション**です。床からおしりを浮かせることで、ひざを曲げても、足を伸ばしても、あぐらでも、しっかり背中を伸ばして座ることができます。

前傾姿勢で大股で歩く

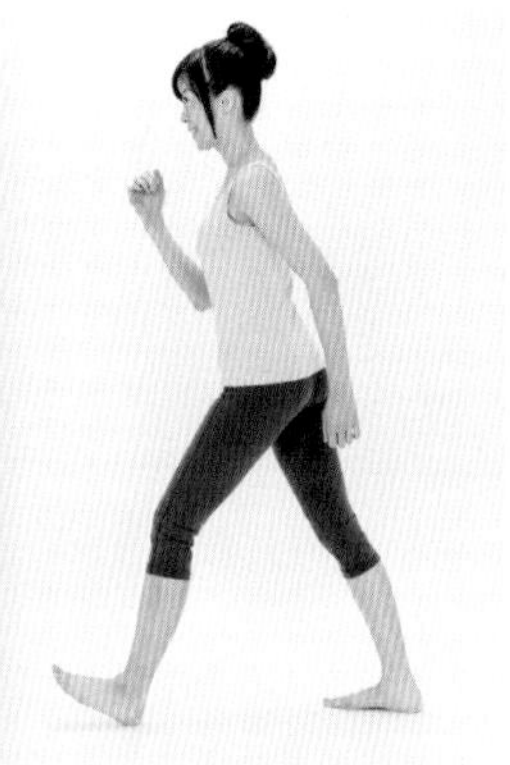

上半身を**やや前傾姿勢**にすることが、頸椎を正常カーブに保つコツ。歩く時も前傾姿勢が大切です。その方法は簡単。**大股で歩けばいい**のです。足をできるだけ前に出せば、自然と体が前傾姿勢になり、そのまま目線を上げれば頸椎の前弯もキープできます。そのぶん**速度も上がるので注意**しましょう。

おすすめは**プールの中でのウォーキング**です。水の抵抗があるため、確実に前傾姿勢になります。ふくらはぎの筋肉をしっかり使い、40分ほど歩いてください。**足元を見ながらトボトボ歩くのはNG**。首に悪いだけでなく、歩幅が狭くなるので、ふくらはぎの筋肉が血液を心臓に押し戻せず、足のむくみやふらつきの原因になります。

NG

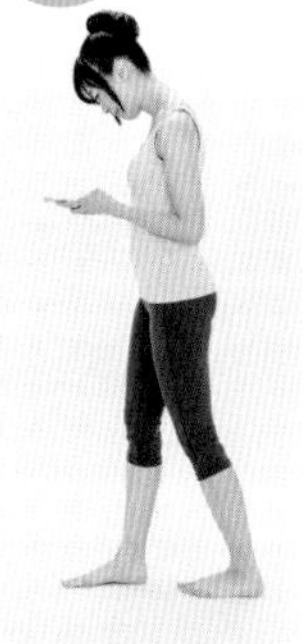

首が整うエクササイズ

首押しをする前に全身をゆるめると効果的です。首を押す時以外にも積極的に行って、姿勢を保つのに必要な体幹の筋肉をつけるようにしましょう。

- ひとりで立ってストレッチ
- ひとりで座ってストレッチ
- 頸椎の可動域を広げる
- 姿勢を改善する1・2・3体操
- 壁を使った姿勢チェック
- 背骨のストレッチ
- 首を整える筋トレ

ひとりで立ってストレッチ

1 手のひらを自分と反対側に向け、指先を下にして、逆の手で指を下へ引っ張ると、**前腕の内側**が伸びます。次に、手のひらを自分側に向け、手首の甲を押さえると、**前腕の外側**が伸び、**手のしびれに改善効果があります。**

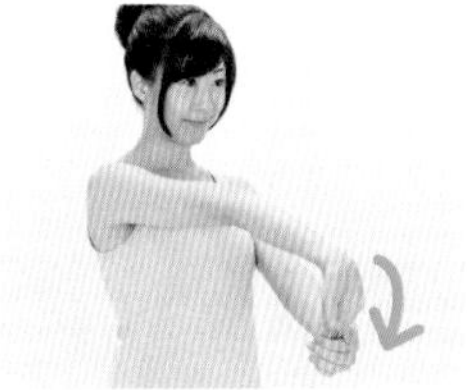

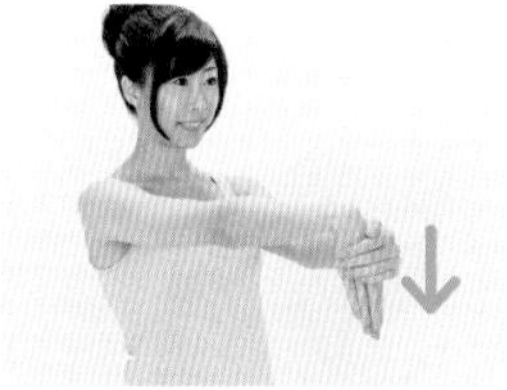

2 腕を内側にひねって手のひらを上に向け、反対の手でさらにねじり上げましょう。**前腕の外側**がしっかりと引き伸ばされ、日常生活でたまる**腕の疲れが一気にとれます。**

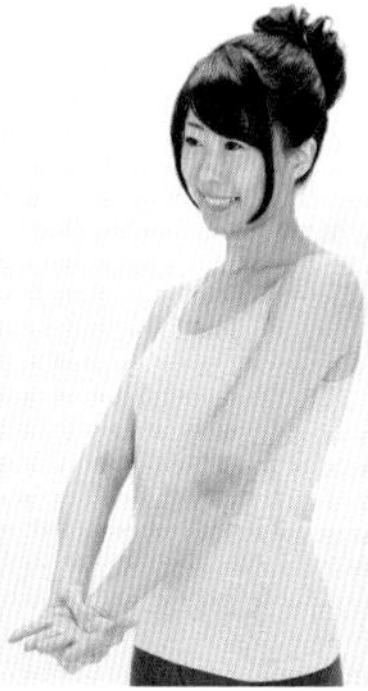

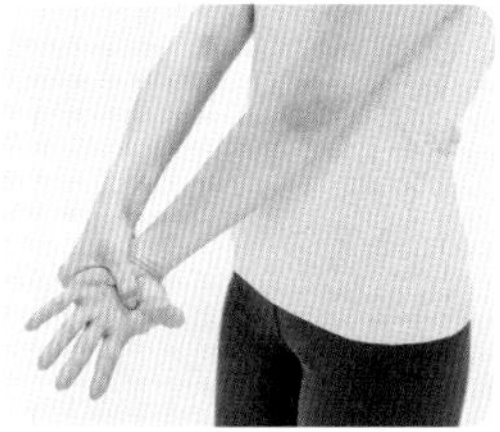

3 両手を組み、頭の上に伸ばします。手をほどいて、なるべくひじを後ろに引きながら、腕を下ろしていきます。

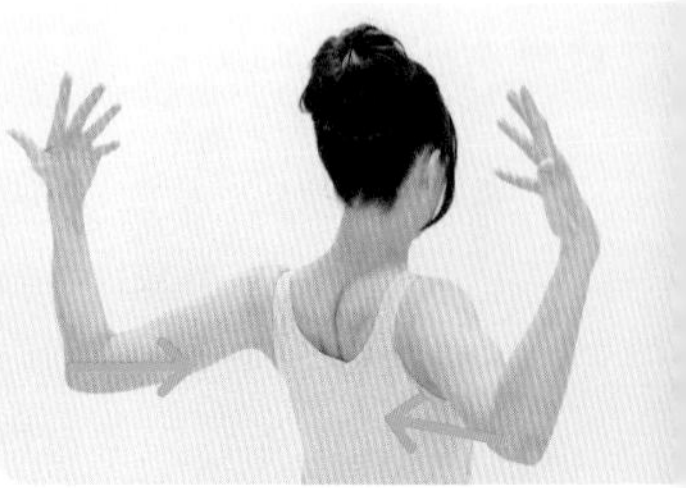

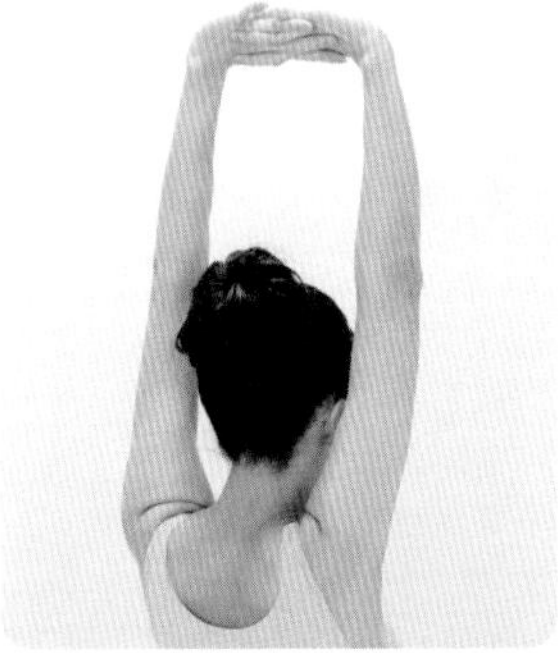

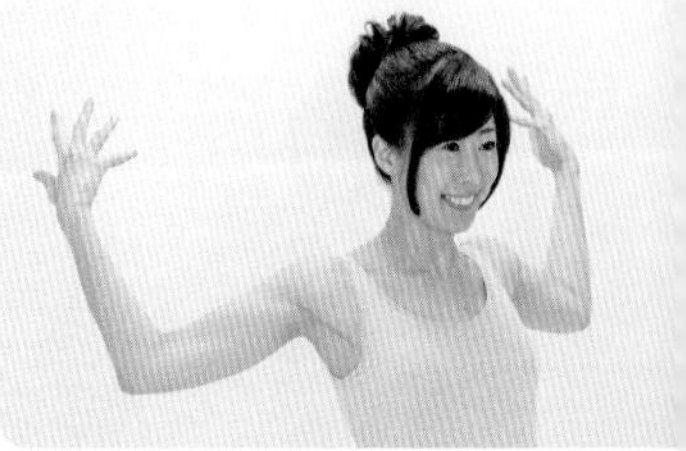

手のひらが後方を向くとさらにグッド。

4 背中で両手を組み、徐々に組んだ手を上げていきます。現状、どこまで手が上がるかも要チェック。**3**と**4**で肩甲骨を十分に動かします。

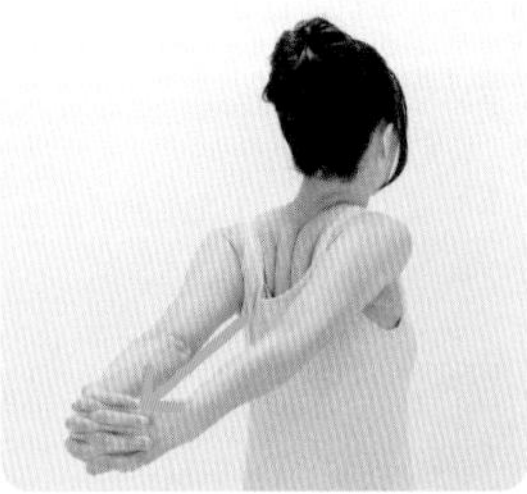

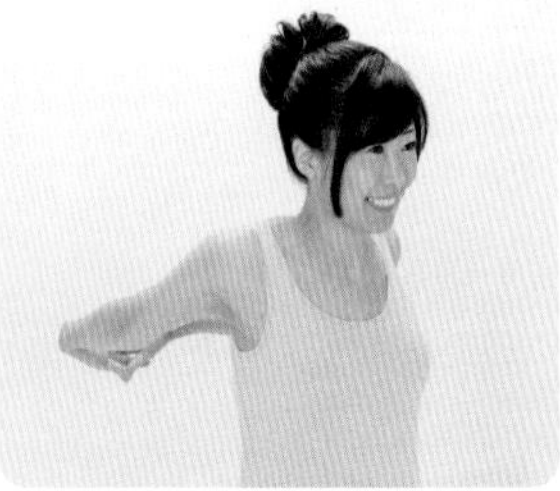

5 体の前で手を組んで、遠くに伸ばします。伸ばしたまま、体を右にひねります。次に、左にひねります。わきから背中の筋肉を伸ばします。

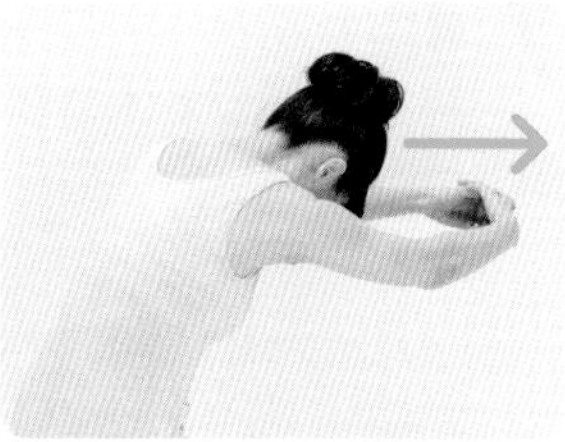

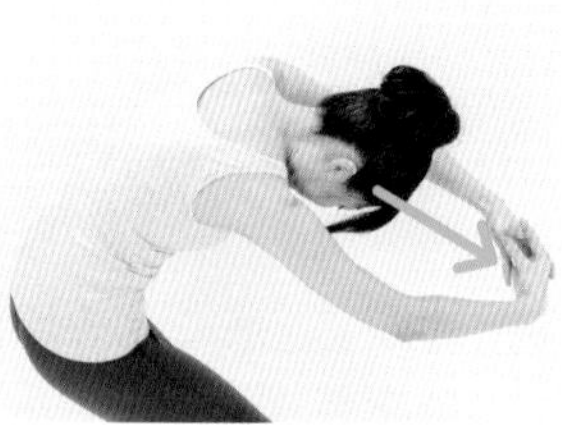

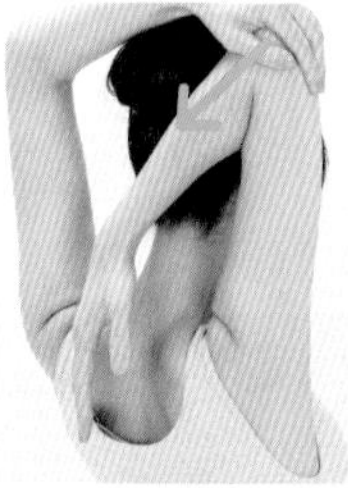

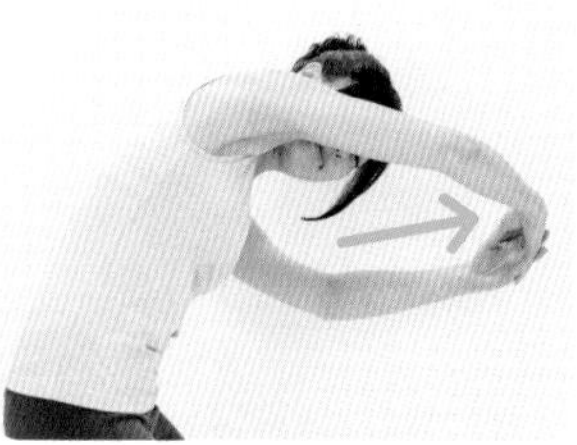

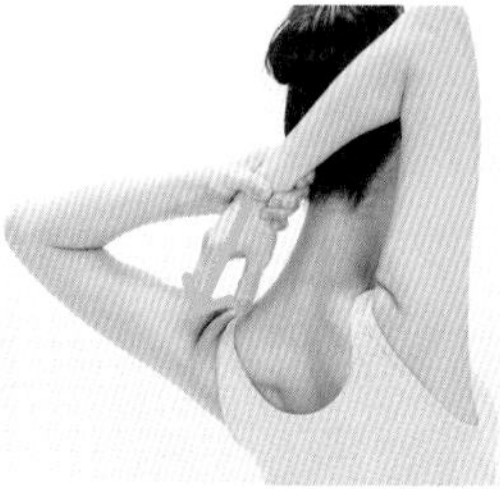

6 腕を上げてひじを曲げ、逆の手でひじを引っ張ります。届かない時は手首を持ちます。逆の手も同様にします。

7 肩まわりから上腕までの筋肉を伸ばします。腕を伸ばして体の前に。逆の手のひじをかけて引っ張ります。

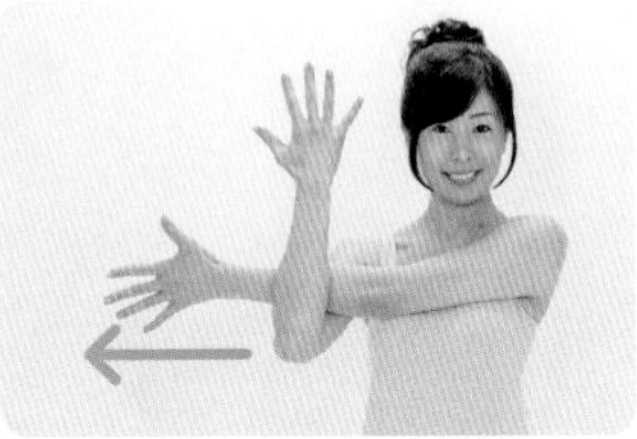

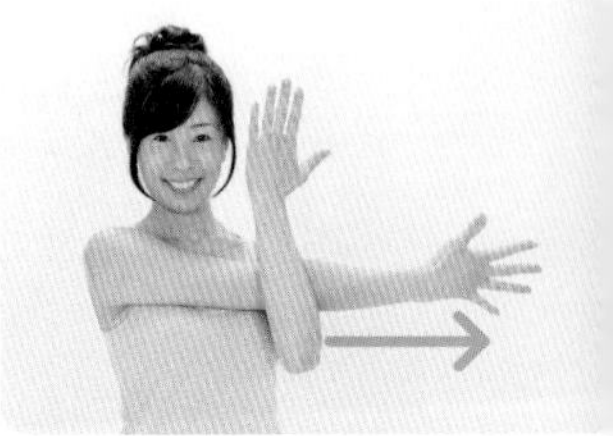

8 最後に、**肩こりの原因となる肩甲挙筋と僧帽筋**を伸ばします。手を後ろに回し、右手で左手首をつかんで真下に引っ張り、頭を右に倒します。手を持ち替え、左手で右手首を真下に引っ張り、頭を左に倒します。

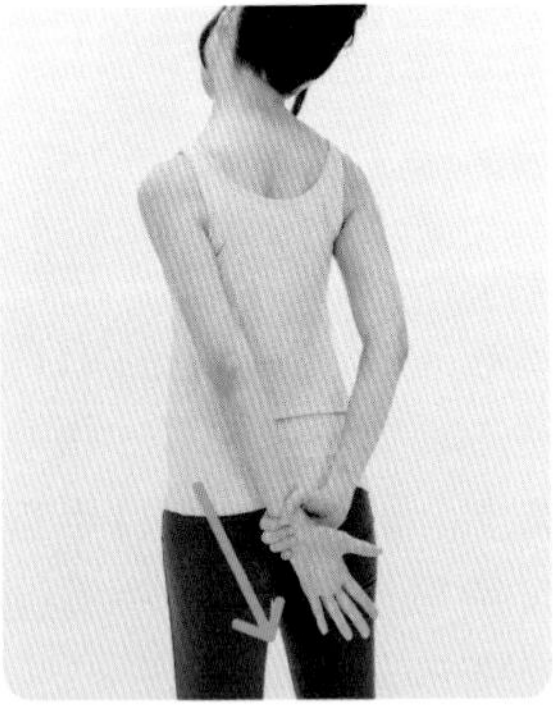

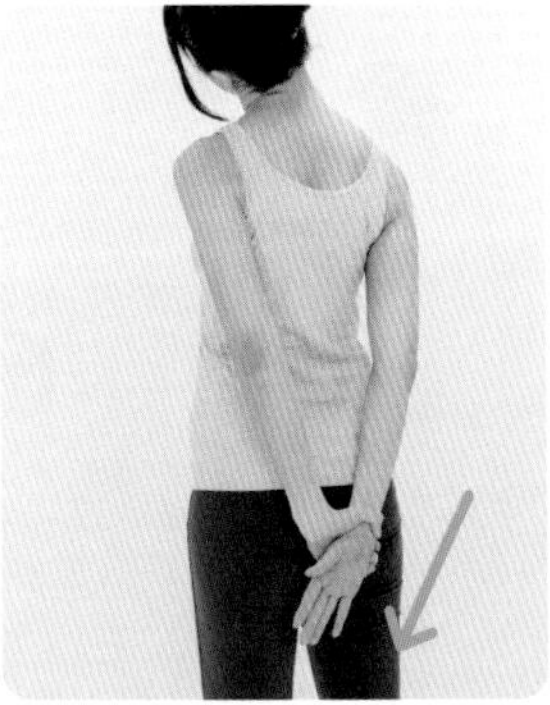

ひとりで座ってストレッチ

ここからは頭の動きが大きくなるので、**椅子に座って**行いましょう。慣れれば立ったままでもできるようになります。

1 両手のひらを合わせ、あごを押し上げます。

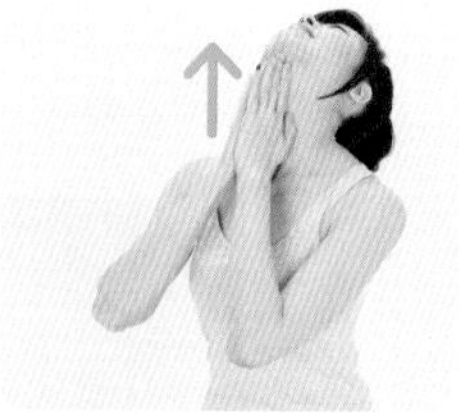

2 左手を頭の右側に当て、頭を左に倒します。首の右側が伸びます。反対側も同様に。

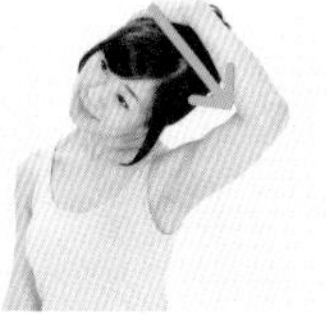

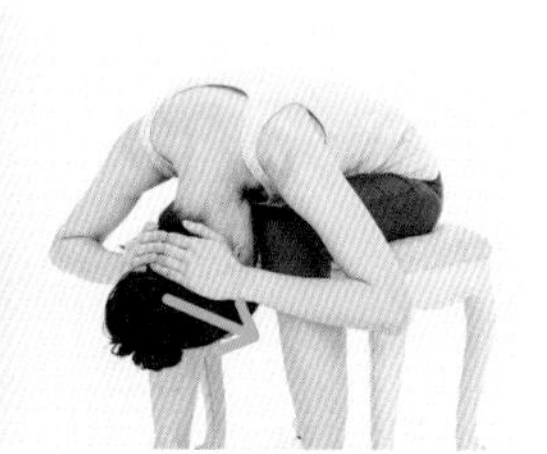

3 両手で頭部を抱え、椅子の足から後ろを覗きこむようにして、首の後ろ側を伸ばします。その後、**ストレートネック改善ストレッチ**(67ページ)を行うとベストです。

頸椎の可動域を広げる

首を、前後だけでなく左右に倒せる範囲、左右を向ける範囲を広げます。

1 左手でうなじの右側のラインをさわると、ボコッとした**棘突起**（67ページ）の右に触れます。ここを押すと痛みを感じます。

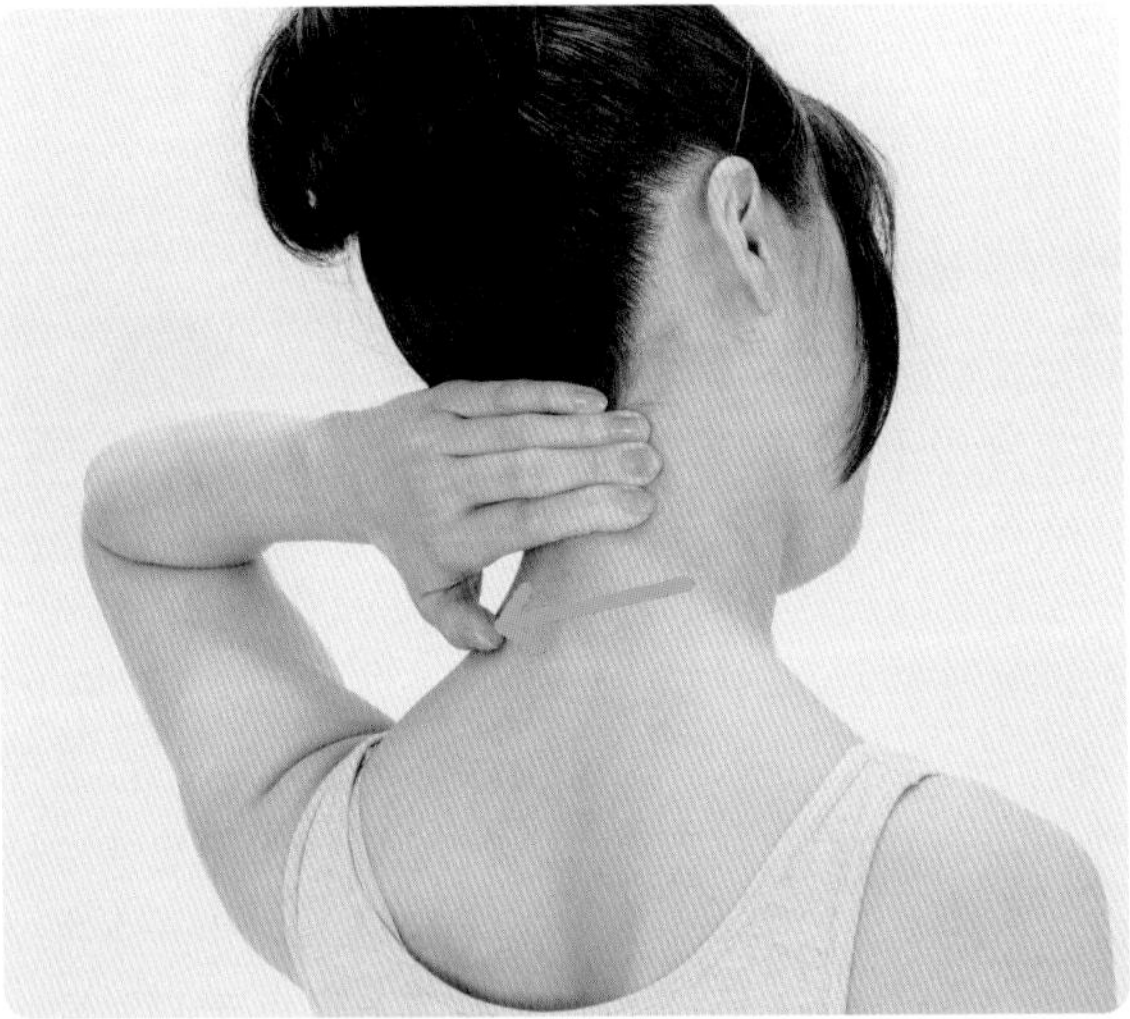

2 痛みを感じながら頭を右に倒すと、触れていた頸椎の棘突起がスーッと中に入っていきます。頭を右に倒した状態で、さらに指先に力を入れて押すと、頸椎の可動域が広がります。

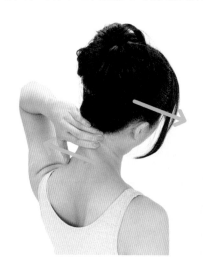

3 指先の圧をゆるめずに頭を右に倒したまま、顔を天井に向け、息を吐ききります。この時、右ななめ上のさらに後方の天井を見るイメージです。そして、息を吸いながら下を向きます。これを3回繰り返すと、さらに効果的です。首の左側は右手を使って、同様に行います。

姿勢を改善する1・2・3体操

きれいな前傾姿勢が保てる体操です。毎日繰り返し練習してください。悪い姿勢は正面から鏡に映すと、両手の甲が見えます。

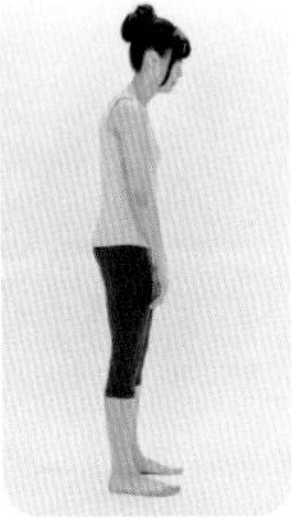

横から見ると、
こんな姿勢です。

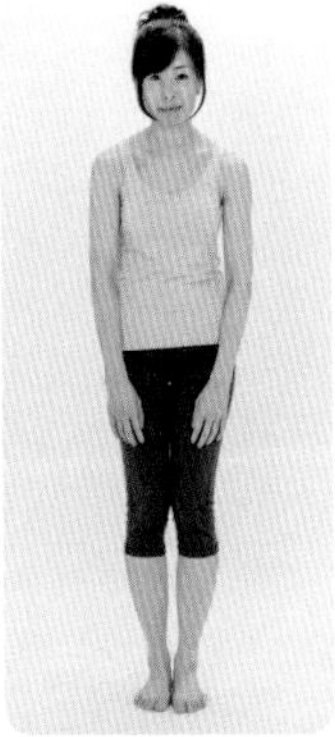

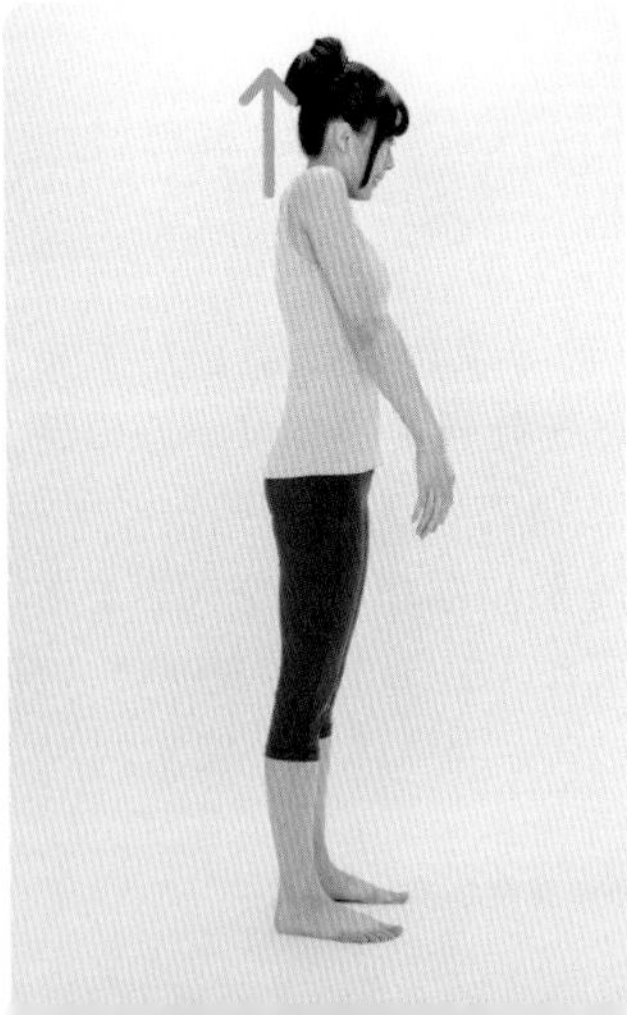

1 両肩をすくめるように上げます。

2 肩を上げたまま、**肩甲骨を寄せるように**、両肩を後ろに引きます。

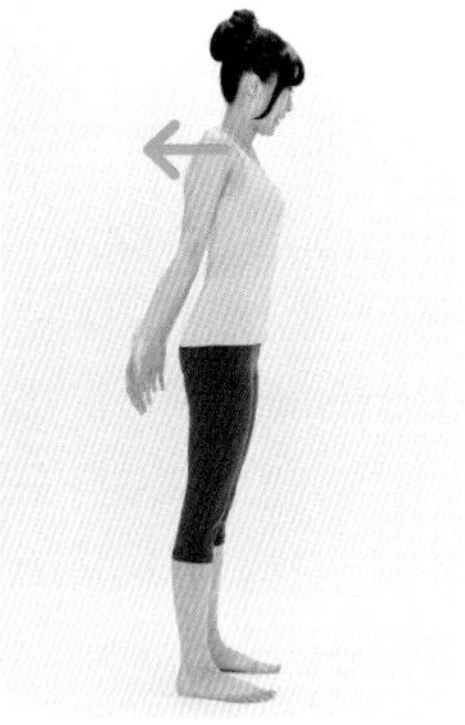

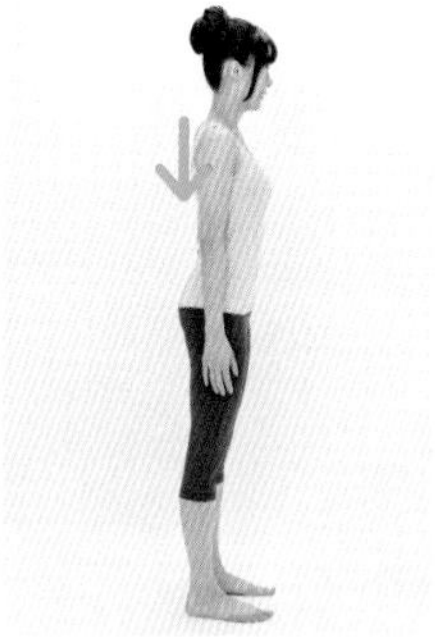

3 そのまま肩をストンとまっすぐ落とすと、正しい姿勢になります。

鏡を見ながら姿勢チェック

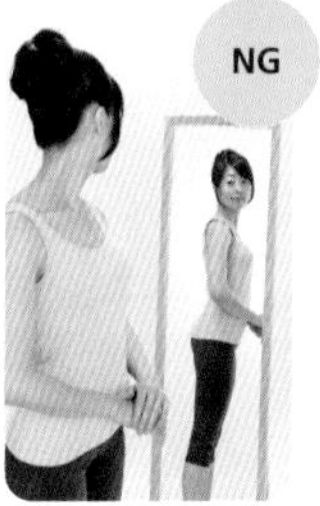

これではそりすぎ。

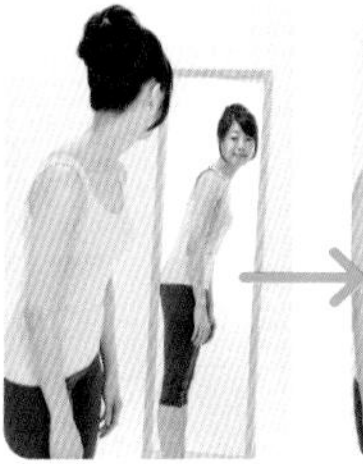

一回、前に体を出して前傾姿勢にします。

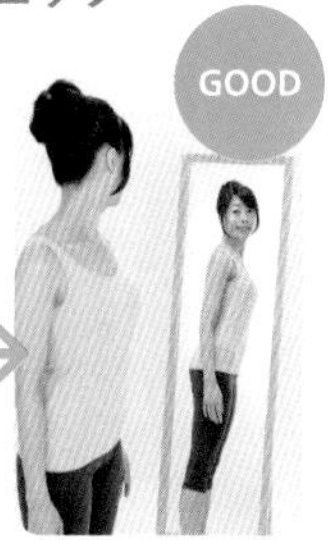

腰の前傾を保ったまま、肩甲骨を寄せて胸を張ります。

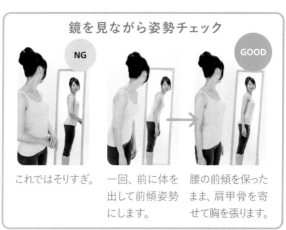

壁を使った姿勢チェック

自分の姿勢を確認するには、「**壁に寄りかかって立つ**」というオーソドックスな方法もおすすめです。**肩から背中、おしり、ふくらはぎ、かかと**がぴったり壁につけばOKです。猫背の人は、腰にすきまができたり、おしりがつかなかったりします。

壁に頭だけがつかない場合は、
ストレートネックの可能性が大です。

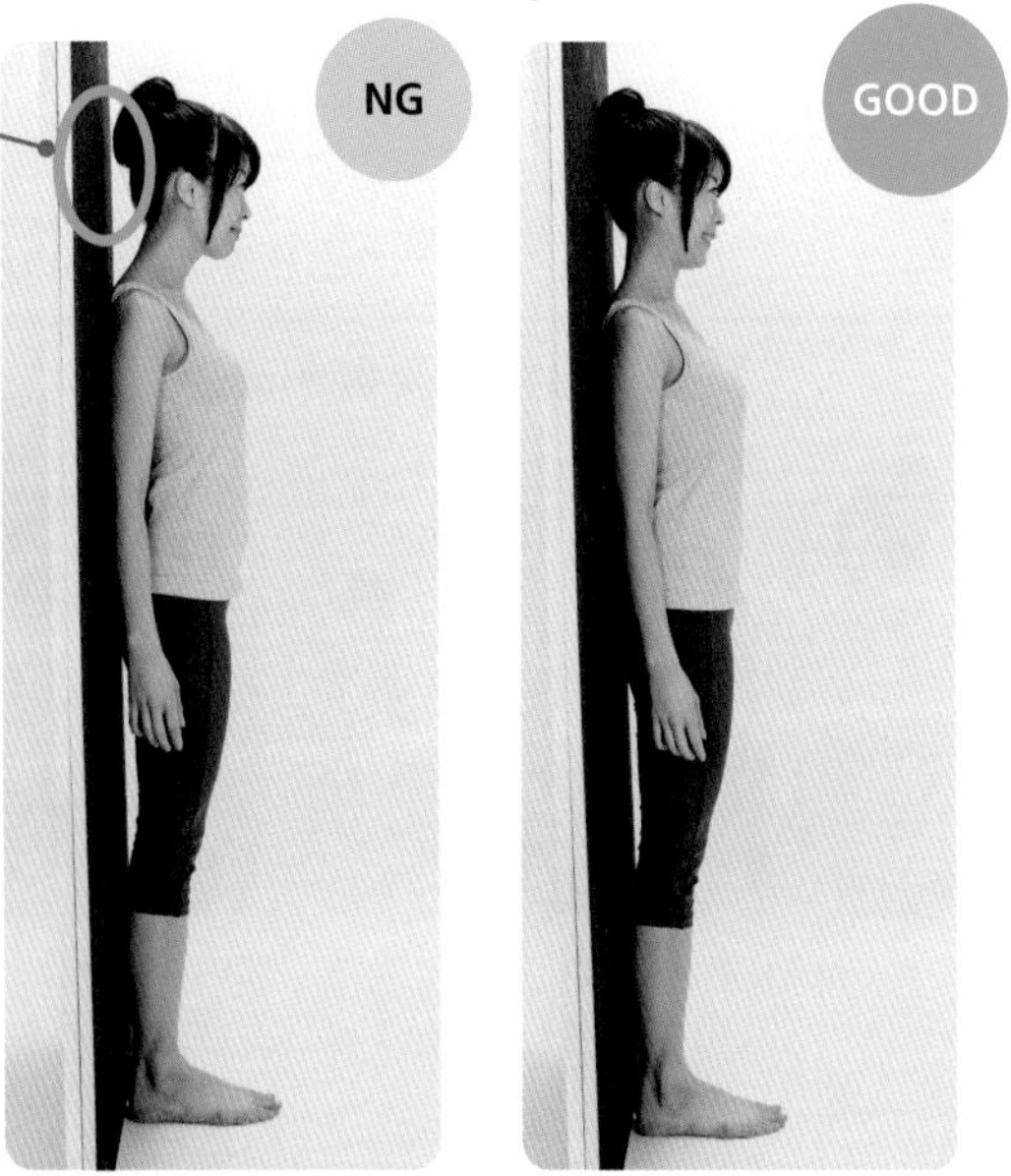

背骨のストレッチ

1 ヨガのポーズも取り入れてみましょう。臀部を高く上げて、重心をゆっくり前後に動かすと、**足の裏が伸ばせます**。このポーズがうまくとれない人は無理せず、2から始めてください。

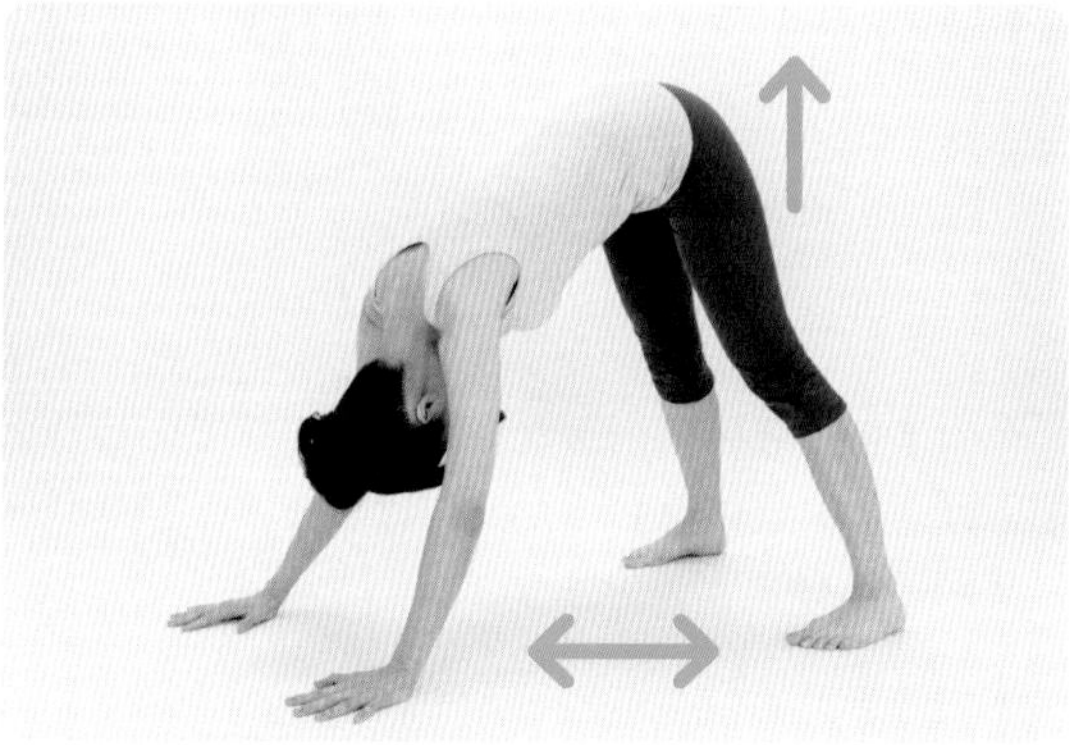

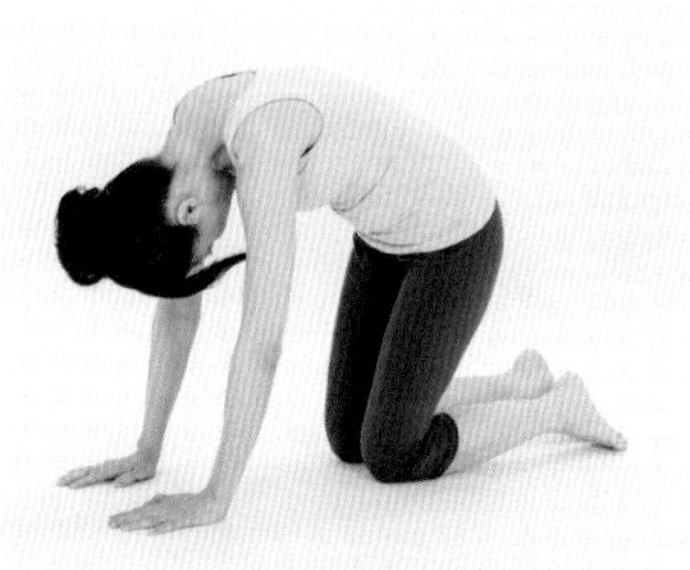

2 ひざをつき、背中をしっかり丸めます。

3 頭を起こして、背中を伸ばします。

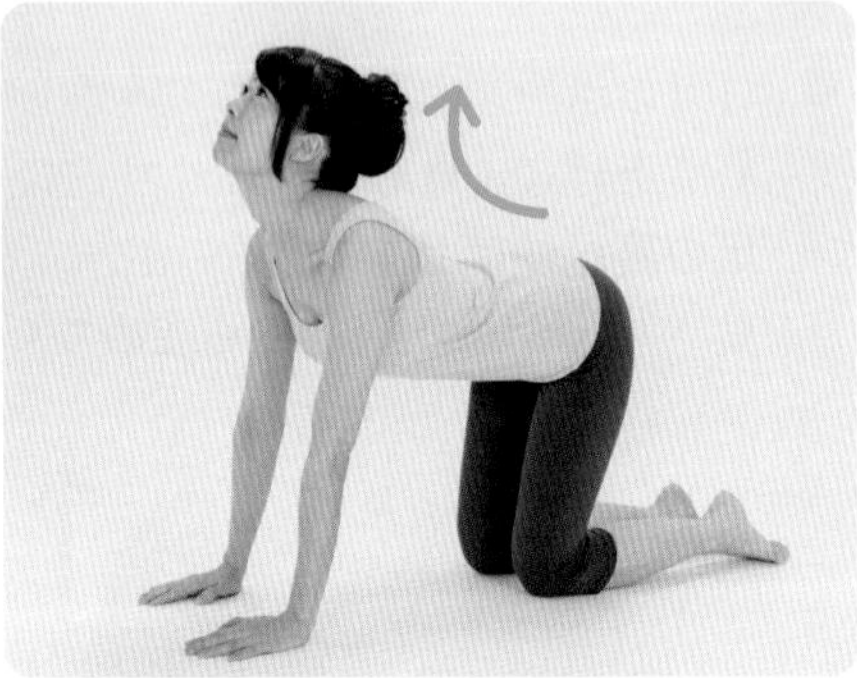

4 そのまま手を床に引っかけるイメージでおしりを下げ、背中全体をしっかり伸ばします。このポーズが一番効果があります。

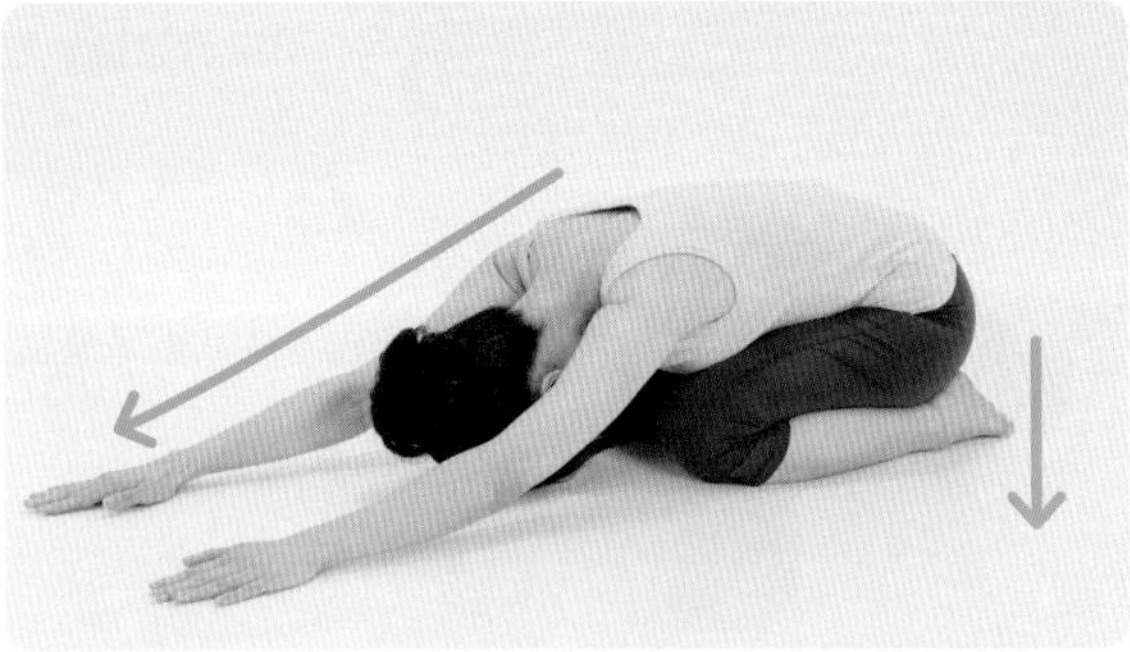

首を整える筋トレ

ものを持ち上げる、近くに寄せる、わきに抱えるといった日常の動作は、すべて体の前側の筋肉によるもの。**体の後ろ側の筋肉は日常生活ではあまり使いません。**意図的に鍛える必要があります。特に猫背、巻き肩の人には効果があります。

1 手のひらを上にしてひじを曲げ、体の両わきにつけ、そのままひじを離さずに手を後方へ広げていきます。**肩甲骨が寄ってくる**のがわかるはずです。広げる閉じる、この動作を繰り返し、**肩甲骨の可動域を広げます。**

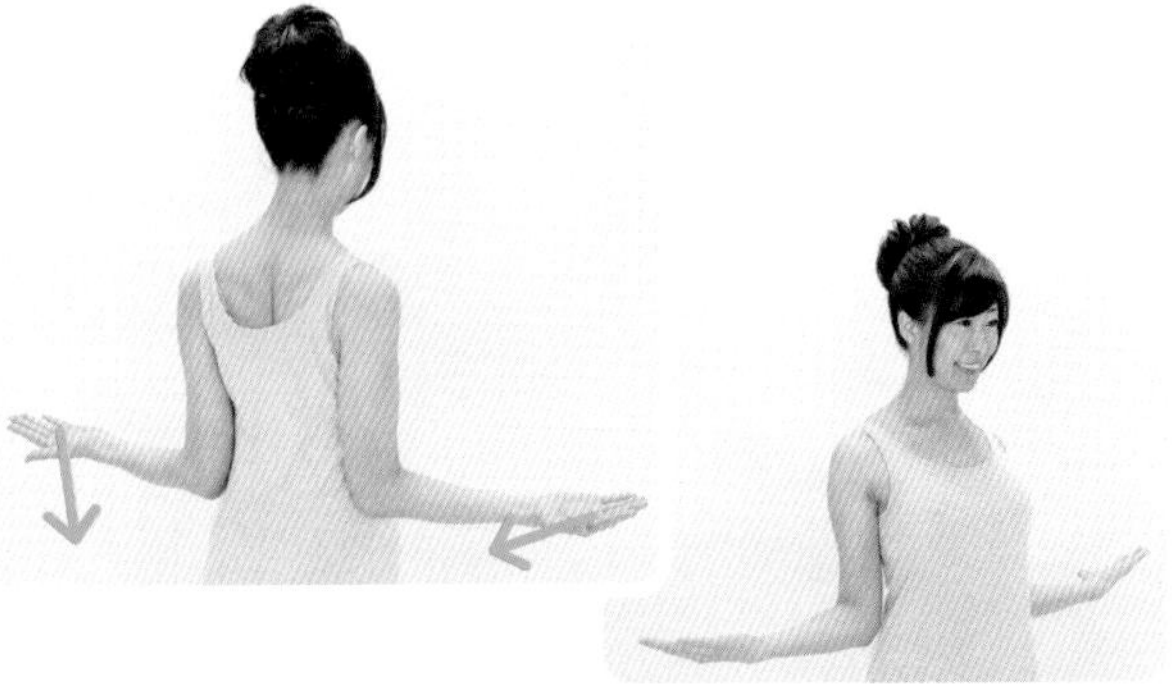

2 運動用の**ゴムチューブ**を準備し、肩幅に開いた状態でゴムをしっかり握り、肩甲骨を寄せながら、ひじを体から離さずに引っ張って、**10秒間キープ**します。

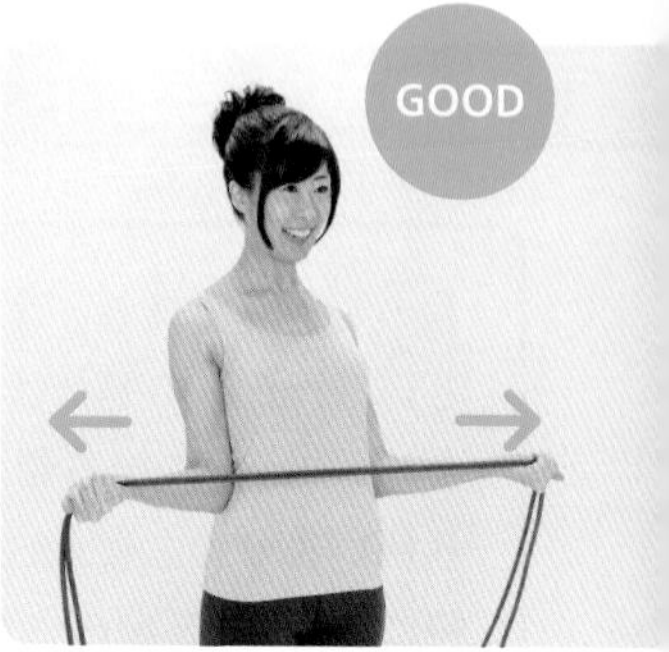

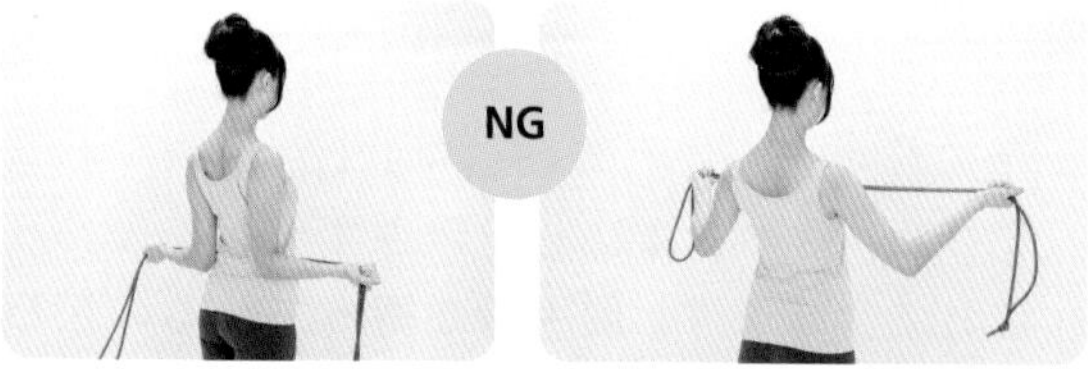

ひじを後ろに引きすぎると、効果が薄れます。

ひじが体から離れると、腕の力を鍛えることになってしまいます。

3 **おへそがみえる程度**に上体を持ち上げ、**10秒間キープ**します。

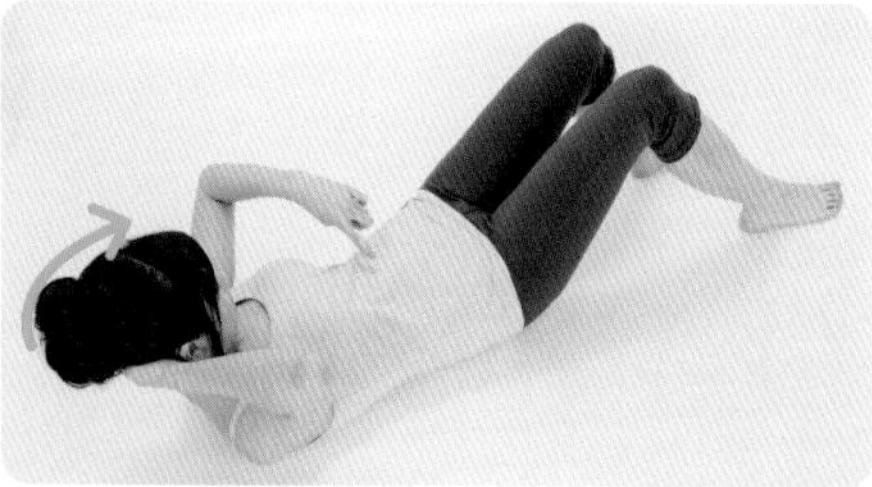

腹筋

4 壁に手をつき、足を後方（やや内側）に持ち上げて**10秒間キープ**します。

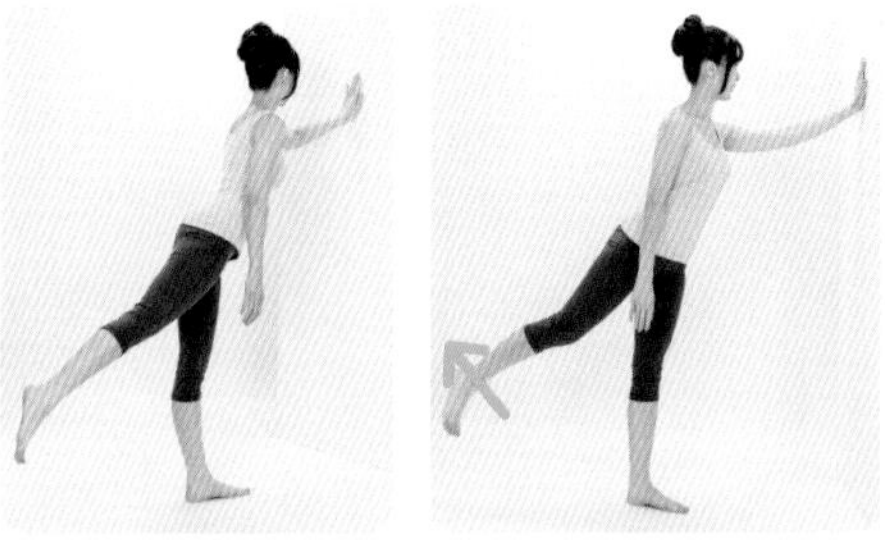

背筋

スクワット

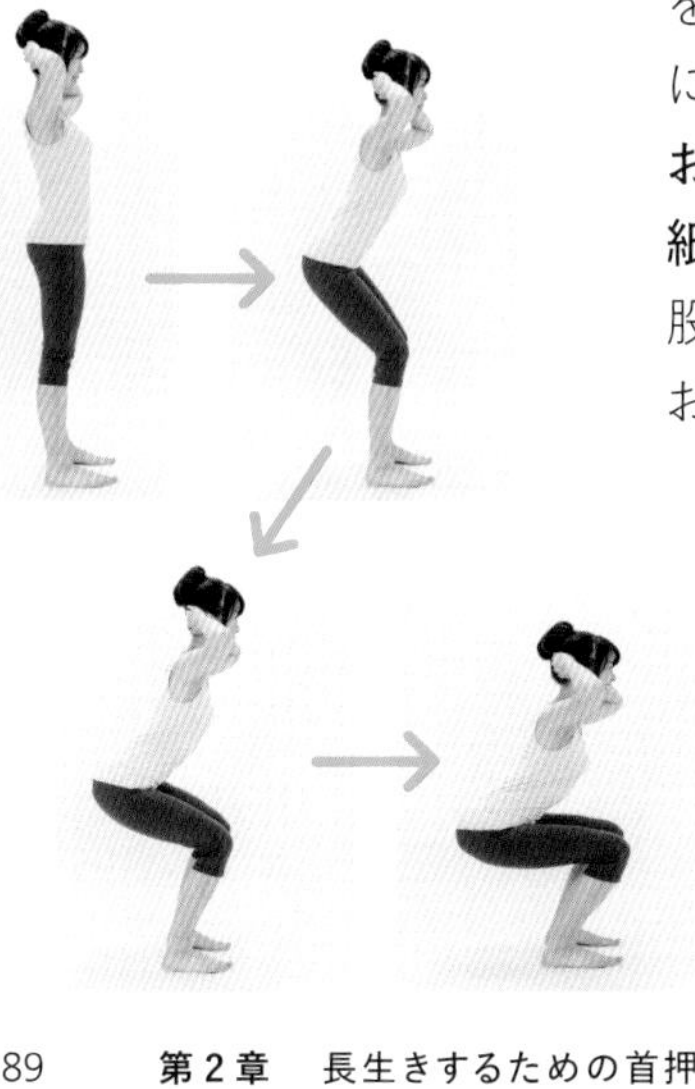

5 足を肩幅に開き、足先をまっすぐ正面に。椅子に腰かけるイメージで、**おなかと太ももの間に紙をはさめるくらい**に股関節を曲げ、ゆっくりおしりを下げます。

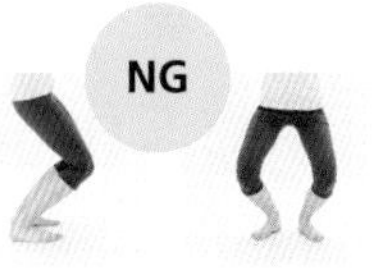

ひざがつま先よりも前に出ると、ひざの関節を痛めます。ガニ股も同様です。

応用の首押し

床に仰向けになってこりをほぐす首押しや、ふたりで行うペアストレッチをご紹介します。仰向けになることで首が頭の重量から解放され、筋肉をゆるめやすくなります。また、家族や身近な人とお互いに押し合えば効果も倍増。相手の呼吸に合わせて、ゆっくり押しましょう。

- 仰向けでの首押し
- 四十肩改善エクササイズ
- 頭痛・首痛改善ペアストレッチ
- 腰痛・背中痛改善ペアストレッチ
- 仰向けで行うペアストレッチ

仰向けでの首押し

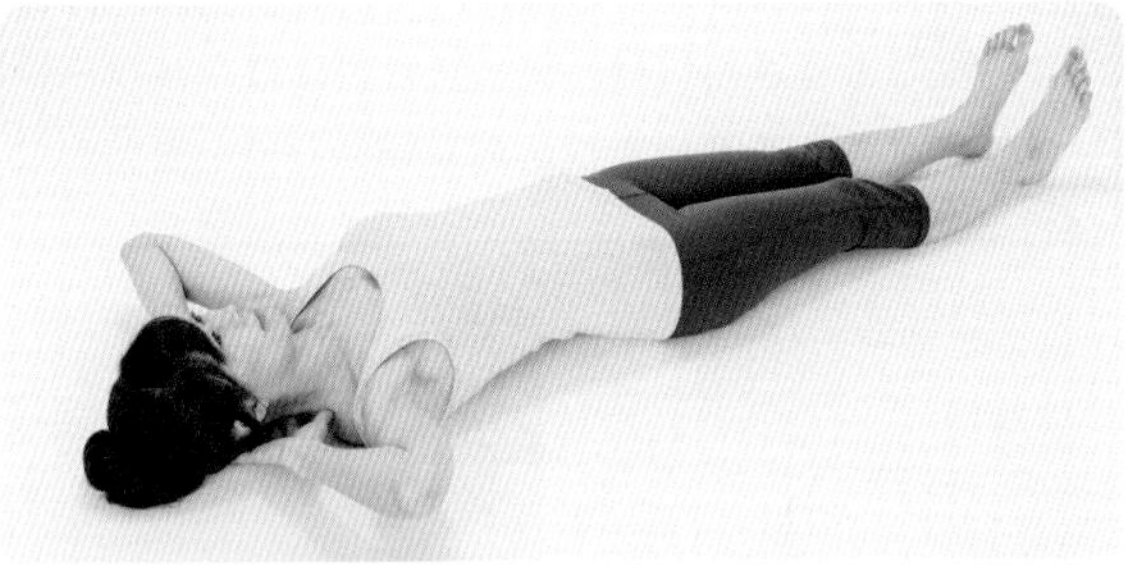

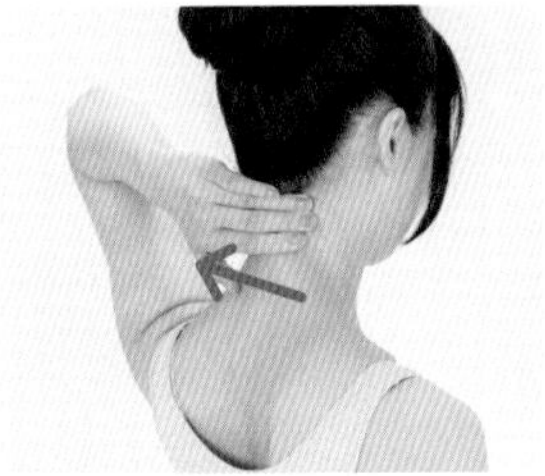

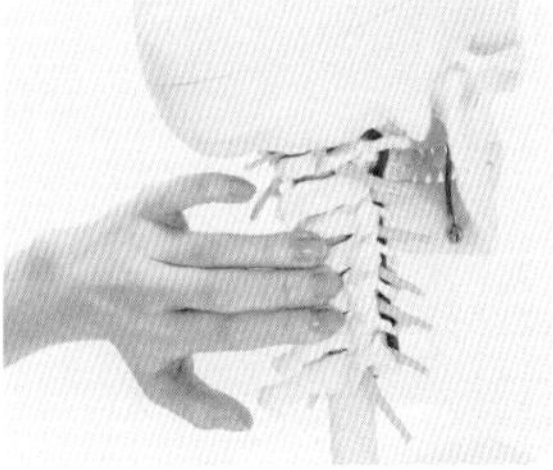

左手を枕にするようにして仰向けに寝ます。左手の人差し指、中指、薬指を立てた**三指圧**の形で、頸椎の右側に引っかけます。指先の高さを揃えて押し、頸椎の右側の後頸部（後頭部から肩の付け根まで）を徹底的にほぐしていきます。三指圧で力が足りない場合は、**重ね三指圧**にしましょう。押しながら顔を右に向けていくと、押せる範囲が広がります。次に、右手を使って左側の後頸部をほぐします。

ストレートネックの人は首に正常なカーブを作るために、**円筒状の枕**を首に入れて休むと効果的です。私の患者さんには、**ラップの芯にロールケーキ状にタオルを巻いた枕**をおすすめしています。

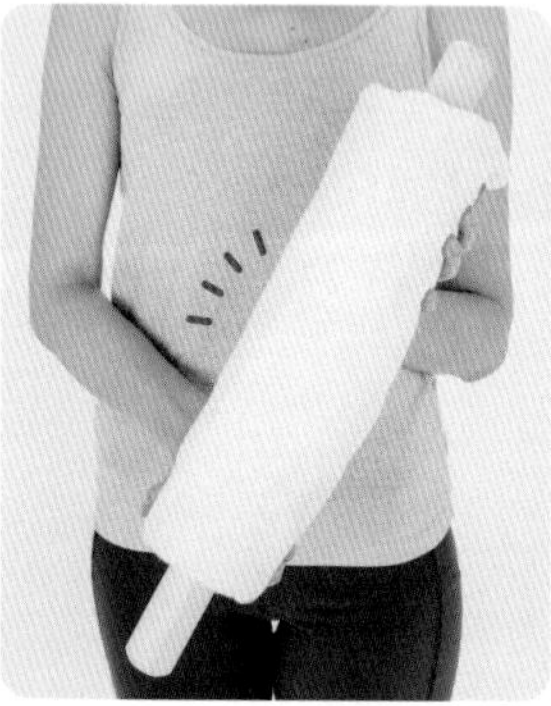

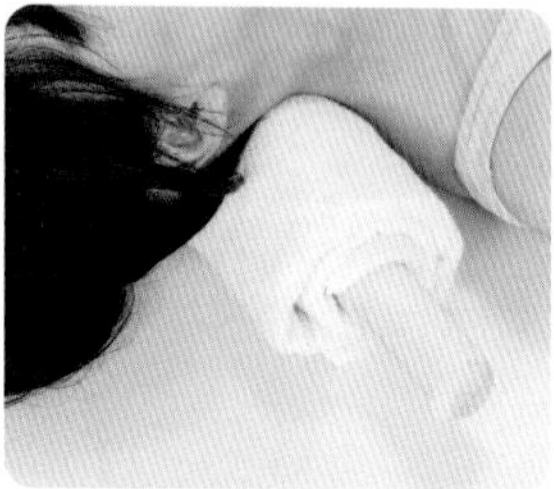

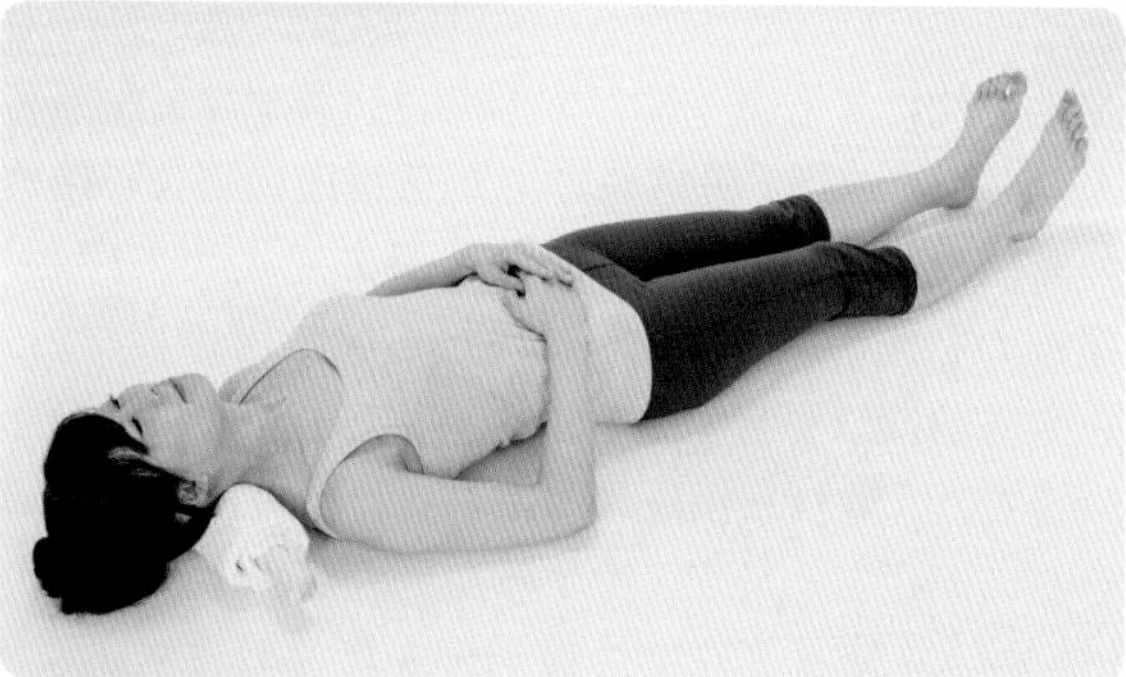

四十肩改善エクササイズ

四十肩に有効なのは「**筋肉を指で押さえて動かす**」筋膜リリースです。筋肉に圧を加え、隣接する筋肉との間にすきまを作って腕を動かし、血流を良くします。筋繊維を縦方向に押すことで、疲労物質が押し流されます。

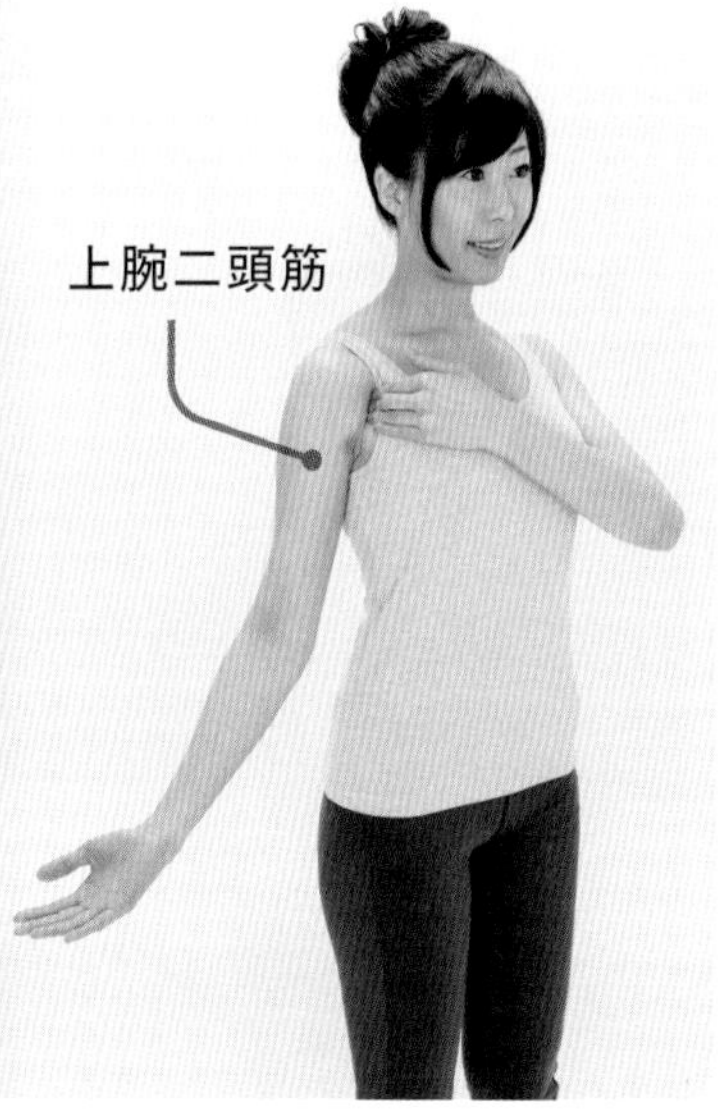

1 肩の痛みの原因となる筋肉はさまざまですが、一番やりやすい**上腕二頭筋**から始めます。ひとつの筋肉が改善(弛緩)すると、その隣の筋肉へと波及効果があるので、まずは1カ所に集中します。

指で押す位置は、肩と腕の付け根の前部です。胸に三指圧の指をのせ、肩に向けてすべらせると、指先が上腕二頭筋の盛り上がりにぶつかります。この盛り上がりを外側へはがすように押すと、強い痛みを感じます。外側へ追いやるように、痛いぐらい押すのがコツです。

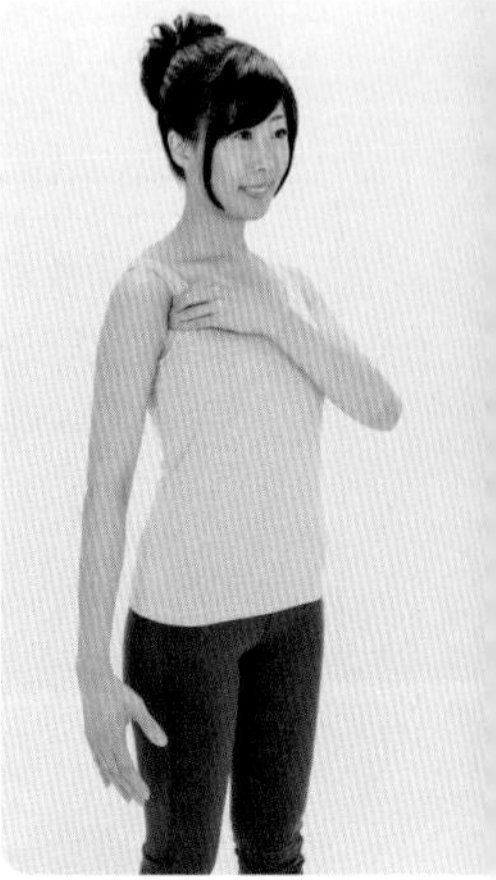

2 右手を体の側面にたらし、左手の人差し指、中指、薬指の3本で上腕二頭筋を押さえ、腕を前後にふります。少し痛みを感じるまで指を押し込み、**痛くなりすぎない範囲で**腕を動かすのがポイントです。**3分間行うと、前後の可動域が広がります。**

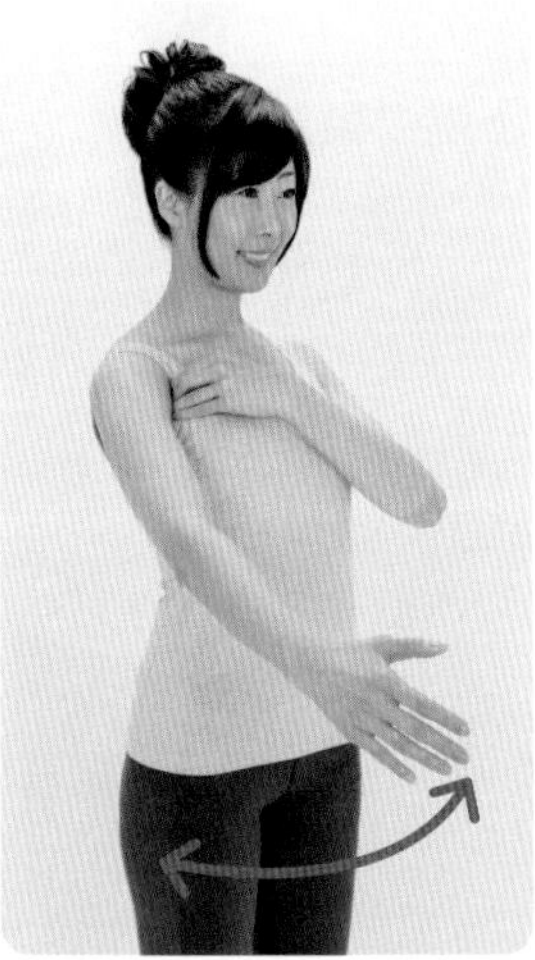

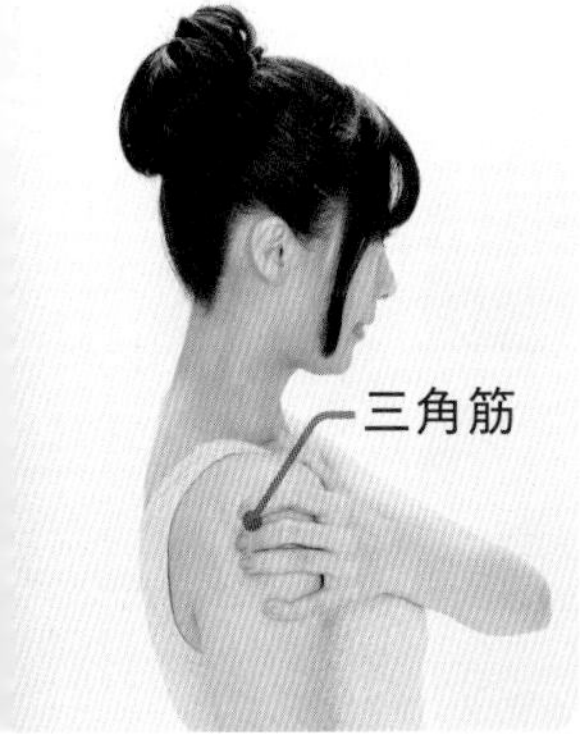

3 腕を真横に上げる際に痛むのが、肩と上腕をつなぐ**三角筋**です。ここも指で押しましょう。プロがたまに施術するよりも自分で毎日実践するほうが効果があります。お風呂上がりや運動直後は血流が良いので、さらに効果的です。

肩を回す時は、指先を肩に置くようにしましょう。こうすると、肩関節の動きが制限され、肩甲骨まで動かすことができます。痛くて手が肩に届かない人は、肩を指さすだけでも効果があります。

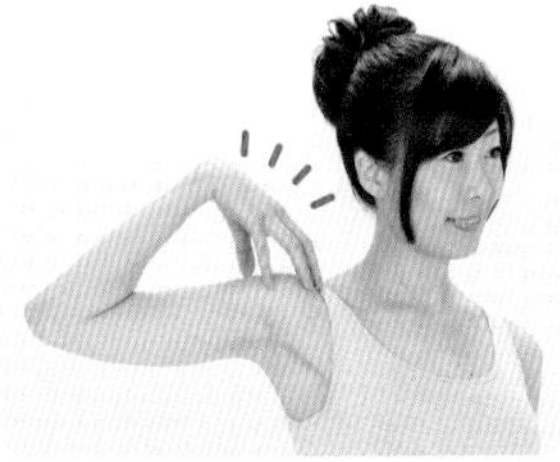

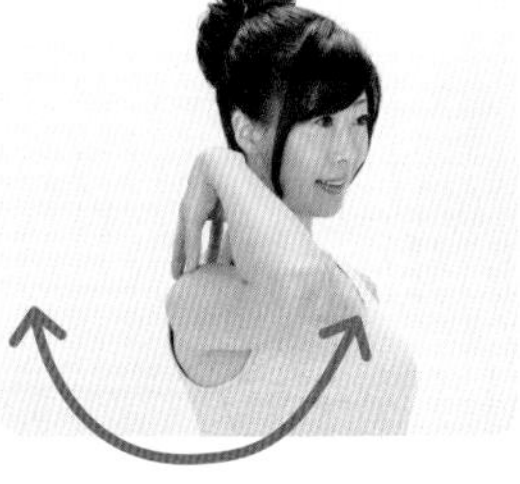

頭痛・首痛改善ペアストレッチ

1 まず、76ページのように**肩甲骨を動かす体操**から始めます。

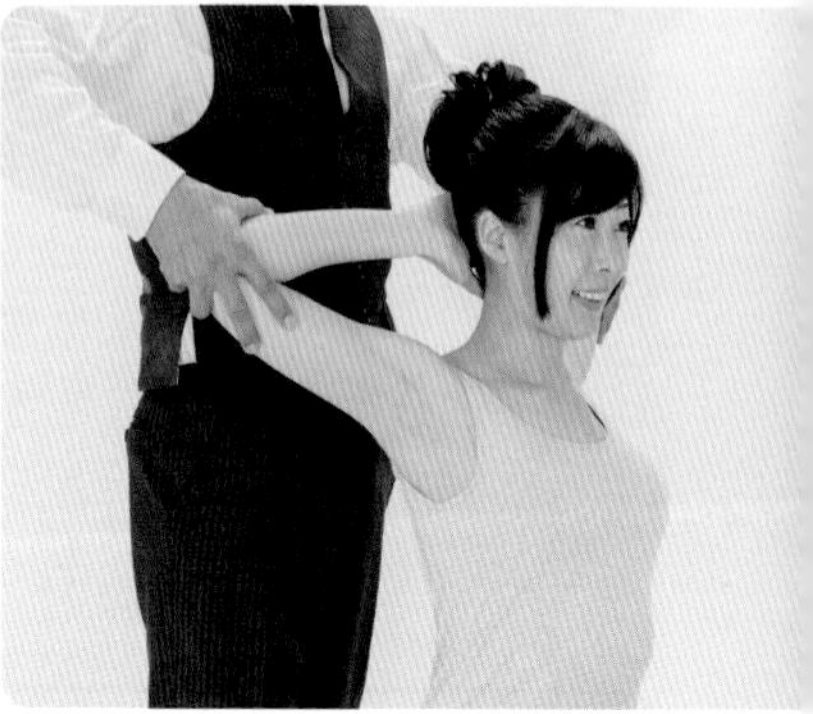

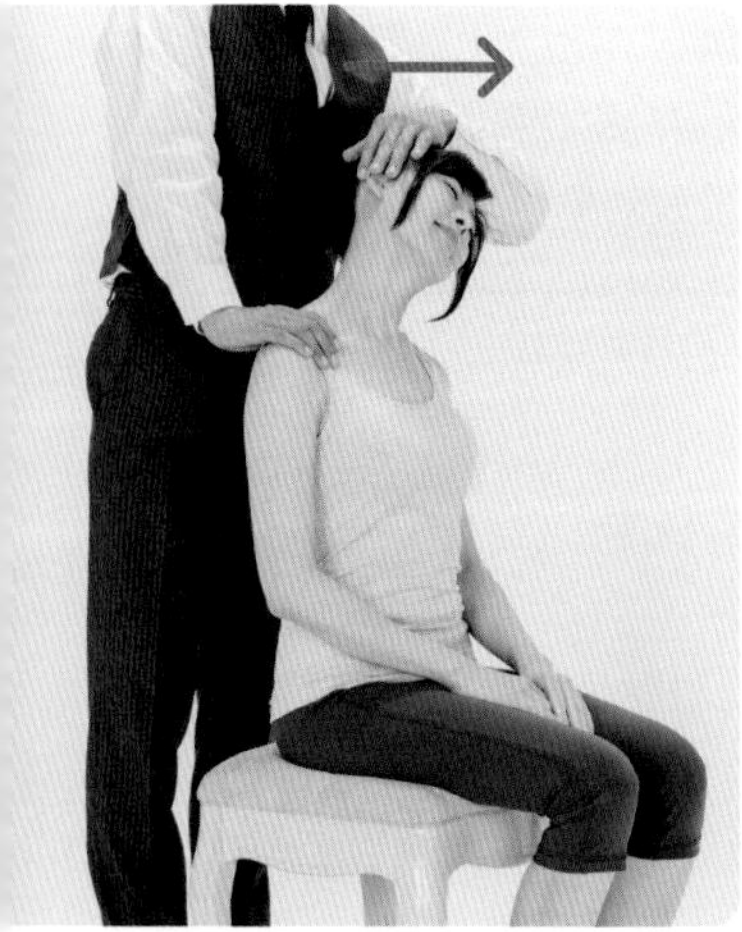

2 次に**首の側面を伸ばします。**右手で相手の肩を垂直に押し、左手を側頭部に当て、左へ頭を倒していきます。**相手が息を吐く時に大きく伸ばしてあげましょう。**反対側も同様に行います。

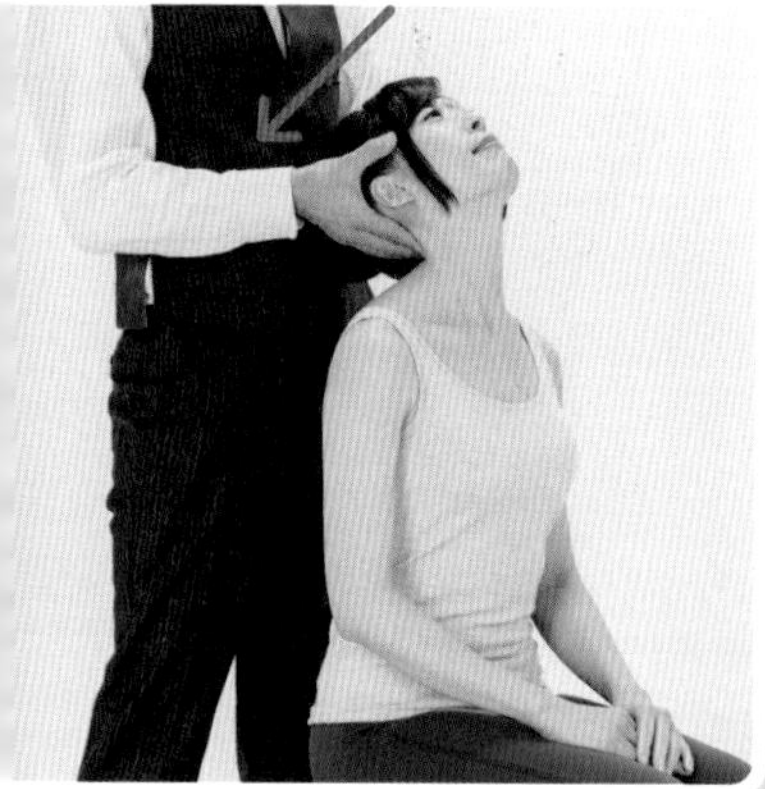

3 次に頭を両手で抱え、徐々に天井を向かせます。**中指と薬指は頸椎の棘突起を押しましょう。**

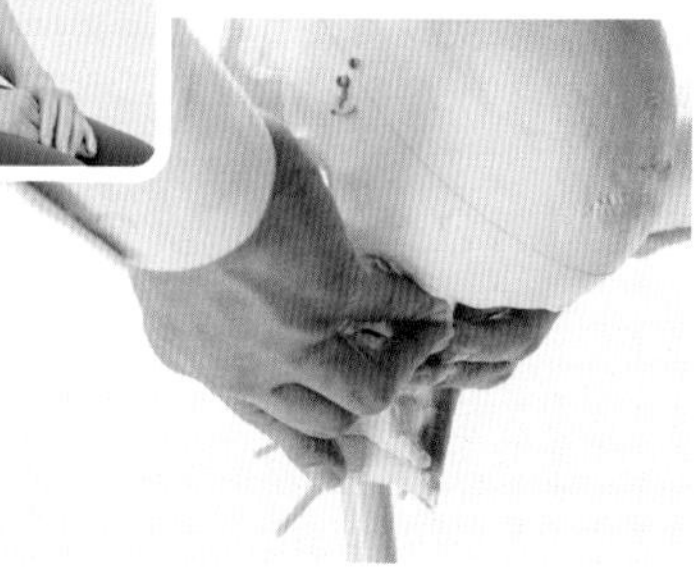

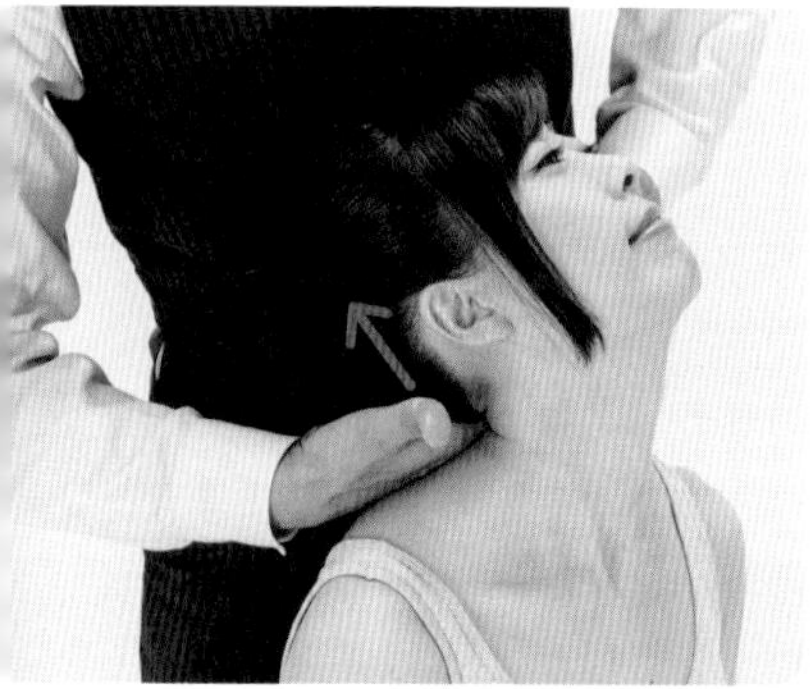

4 慣れてきたら、首を押す力を強め、頭をそらす角度を大きくしていきます。

5 **右手の人差し指の付け根を首に当て**、右手のひらに後頭骨をのせ、親指で耳の上あたりを支えるようにサポートします。

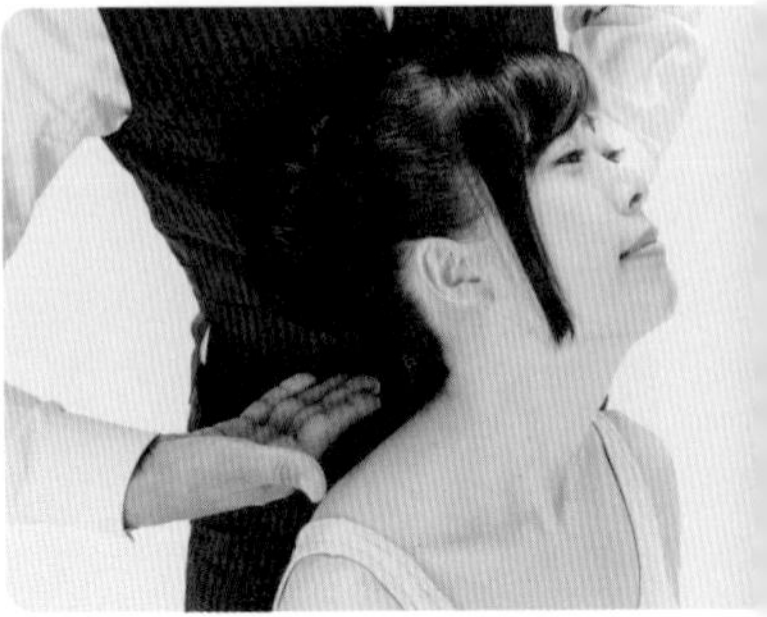

右手の人差し指の付け根を頸椎5番に当てると、プロ級に最大の効果を出せます。

6 **左手で頭を支えて、「はい、息をゆっくり吐いて〜」と声をかけながら天井を向かせます**。相手は頭を支えてもらっているので安心してリラックスできます。

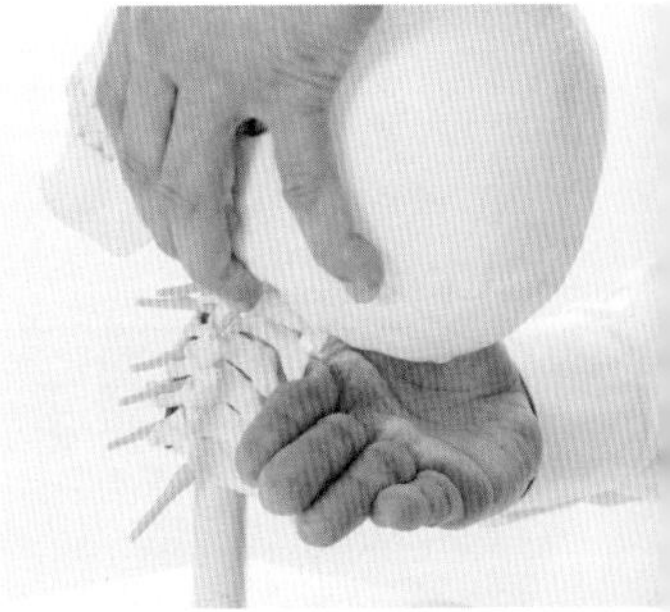

7 最大限に頭をそらせたら少し戻し、普通に呼吸をしながら顔を左右にゆっくりひねります。血流がよくなったおかげで、**終わった後、肩がス〜ッと軽くなった感じがするはずです**。

腰痛・背中痛改善ペアストレッチ

腰椎から胸椎、胸椎から頸椎へと、背骨全体をほぐすストレッチです。周辺筋肉の血流が促進され、固まった背骨が動きやすくなります。**腰椎から胸椎はリズミカルに**押しますが、**頸椎は呼吸に合わせてゆっくり**行います。

1 まず、**肩甲骨を動かす体操**（76ページ）から始めます。その後、写真のポジションをとります。

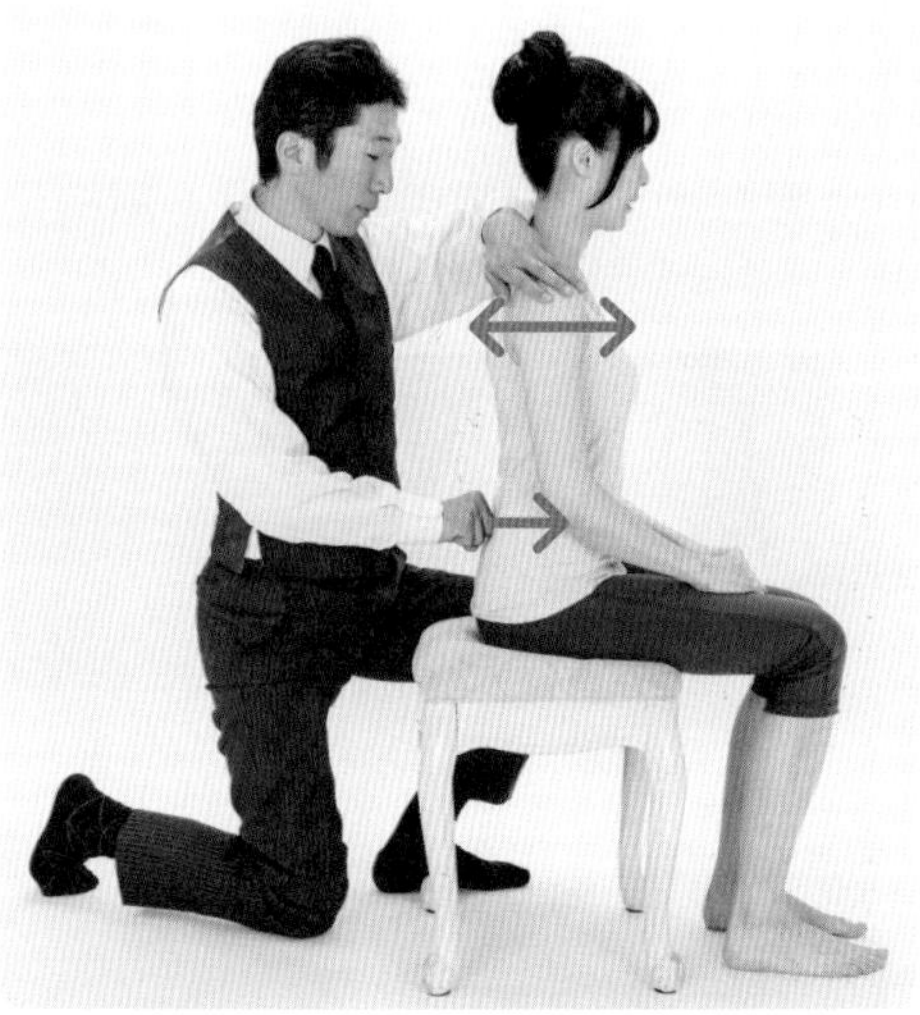

2 左手で相手の肩を前後に揺らし、揺れに合わせて、右手こぶしで押します。

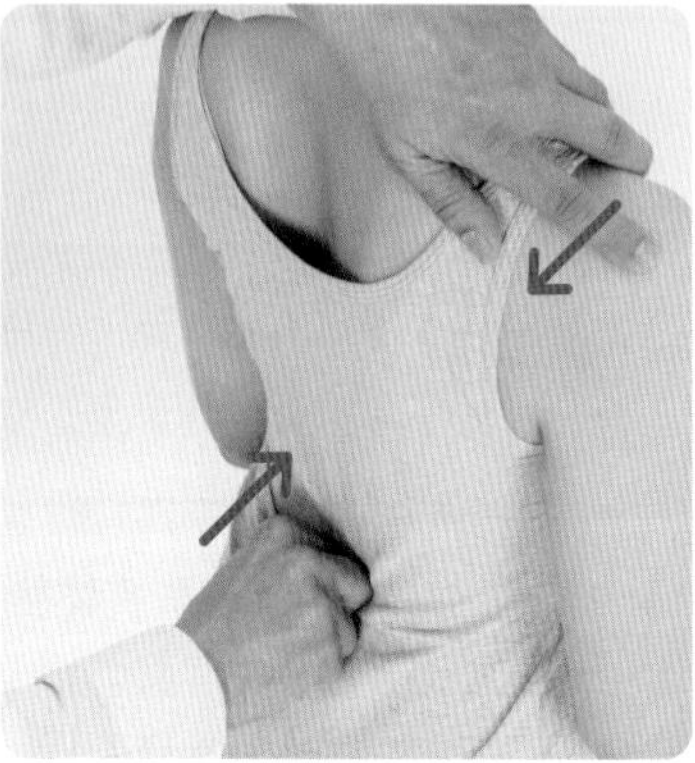

3 右手の位置を徐々に胸椎へ上げ、**2**と同様にします。

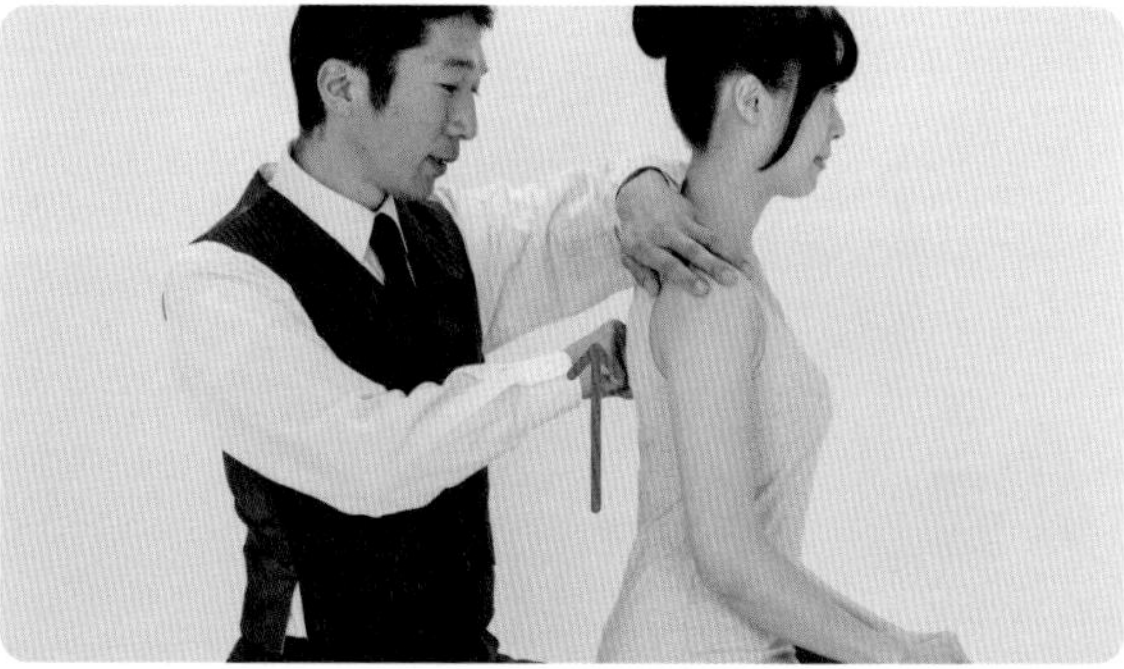

4 頸椎に入ったら、左手の位置をひたいに移します。右手は人差し指を曲げ、親指とでVの字を作ります。頸椎の棘突起を挟むようにして、ななめ45度上へ押します。

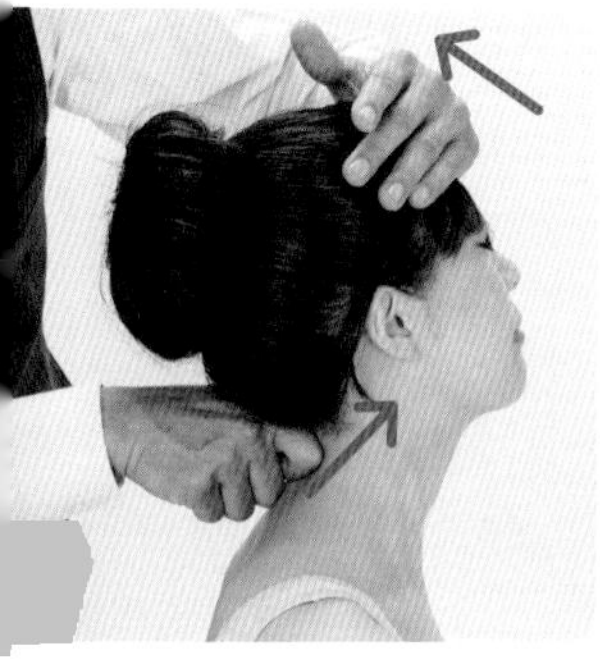

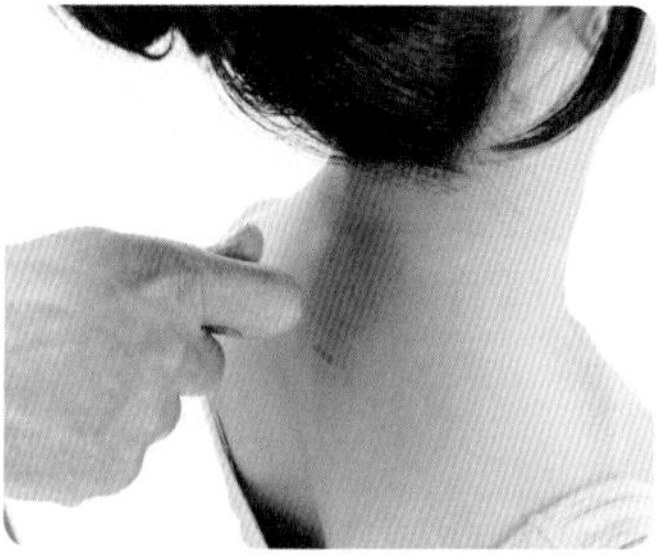

5 親指と人差し指のV字で完全に頸椎をとらえ、息を吐きながら天井を見るように、相手にうながします。特に頸椎5番を45度ななめ上に押してあげると、**ストレートネック（スマホ首）や首下がり症**でお困りの人にとても効果のあるストレッチです。

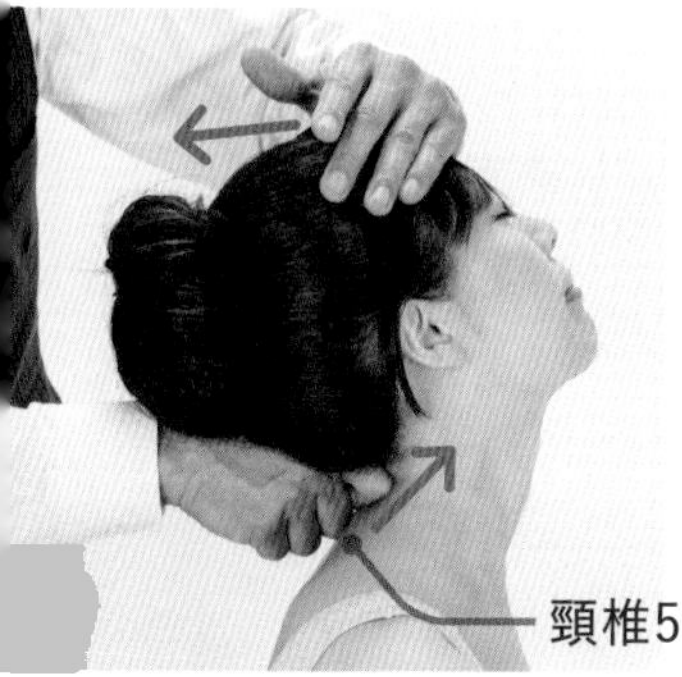

仰向けで行うペアストレッチ

1 左手の指を枕にして相手に仰向けに寝てもらい、右手を相手の(こちらから見て)左後頸部へ差し入れます。そして、後頸部と側頸部を念入りにほぐします。

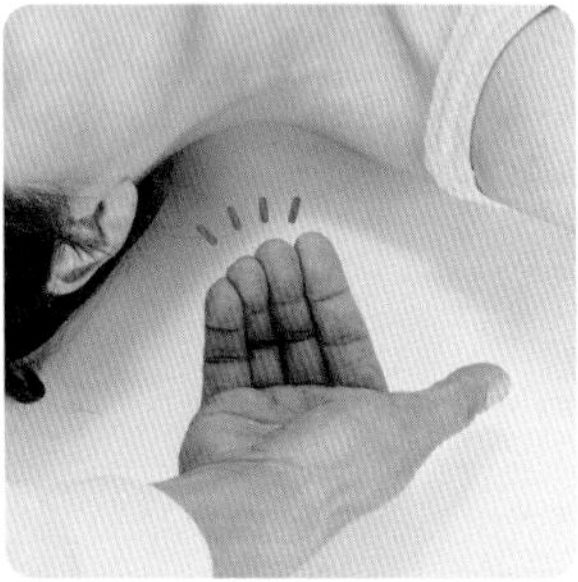

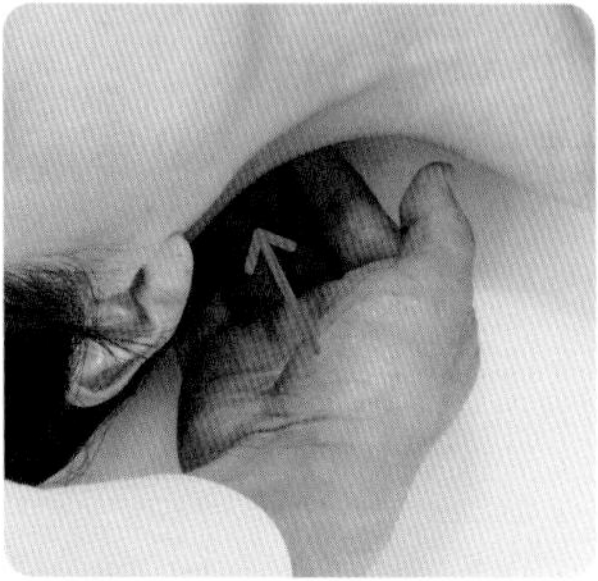

2 反対側の左手で相手の(こちらから見て)右後頸部、そして側頸部をほぐします。そのまま4本の指で頸椎を下からそらせるように押し上げ、**自分のほうへけん引します**。けん引したまま首を左右に向けると、より可動域が広がります。頸椎5番もこの方法で矯正できます。

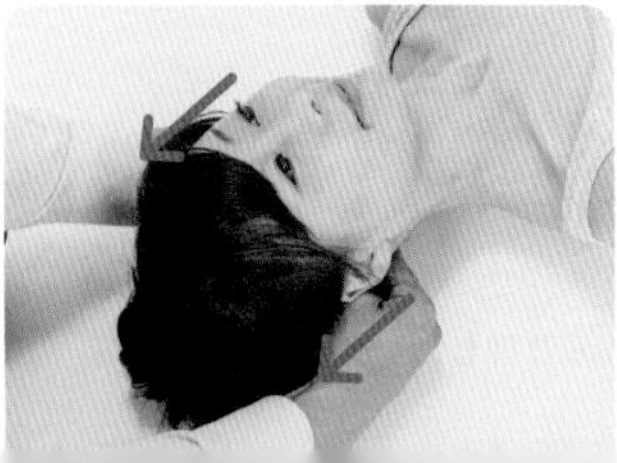

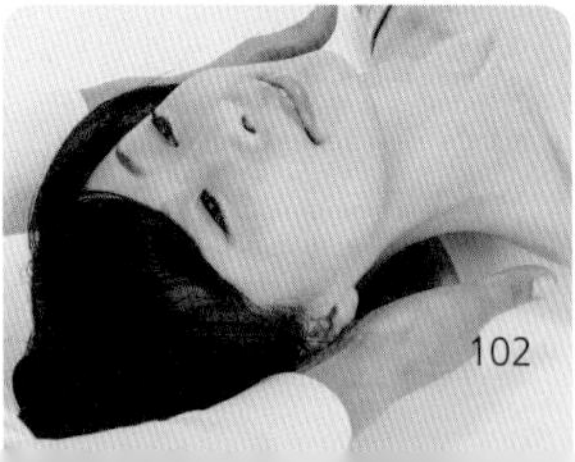

3 頸椎の右か左にボコッと出っ張っている骨があったら、軽く矯正してみましょう。右に出っ張っていたら、写真のように右手を立て、人差し指の付け根に出っ張っている骨をのせます。

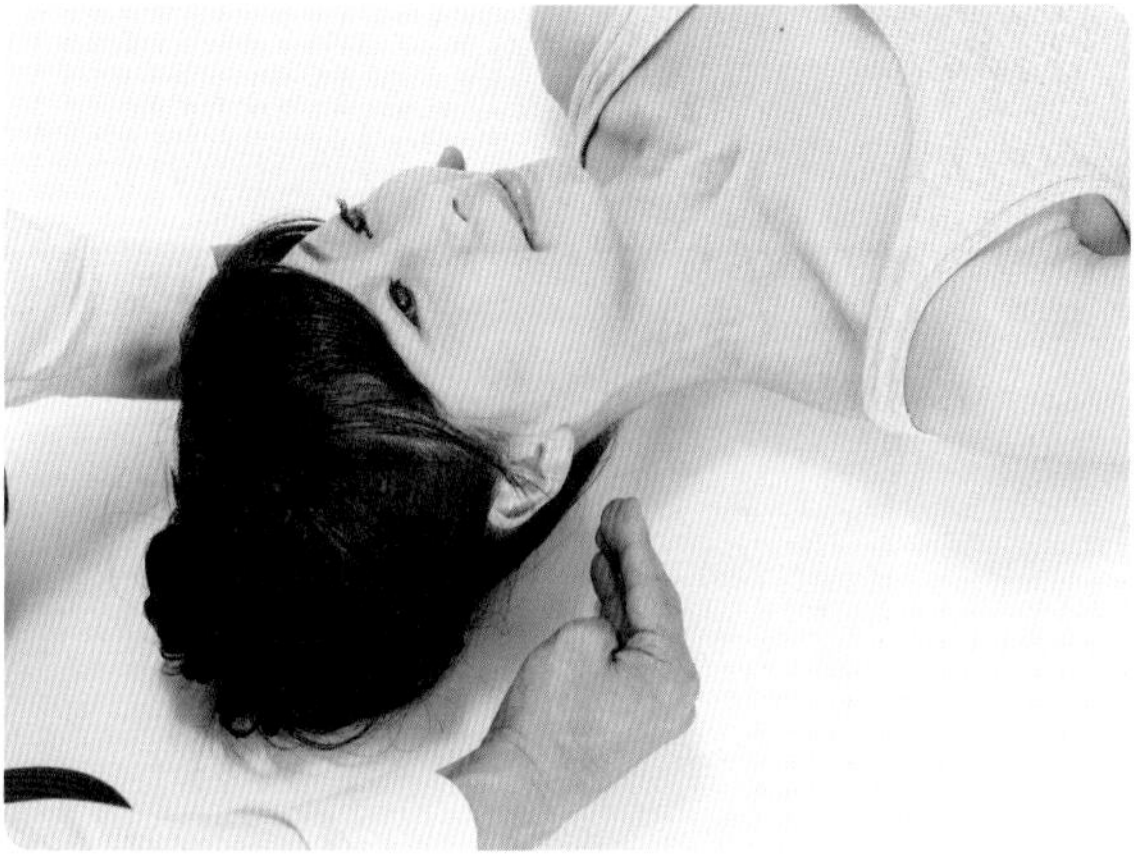

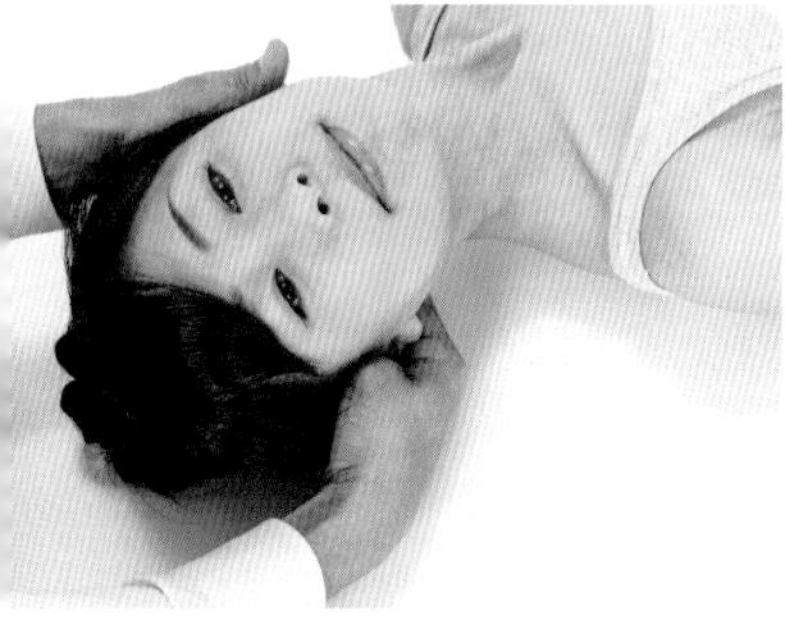

4 そのまま顔を右に向けると、頭の重さでじわじわと矯正できます。左側に骨が出っ張っていたら、左手を立てて使い、顔を左に向けます。

首押しの基本をひと通り解説しました。

あらかじめ「この日はこのメニューをやろう」と決めて、毎日5〜10分、繰り返し行うことで、さらに効果が高まります。

ただ、くれぐれも無理は禁物。

痛みのある時は押しすぎないようにしましょう！

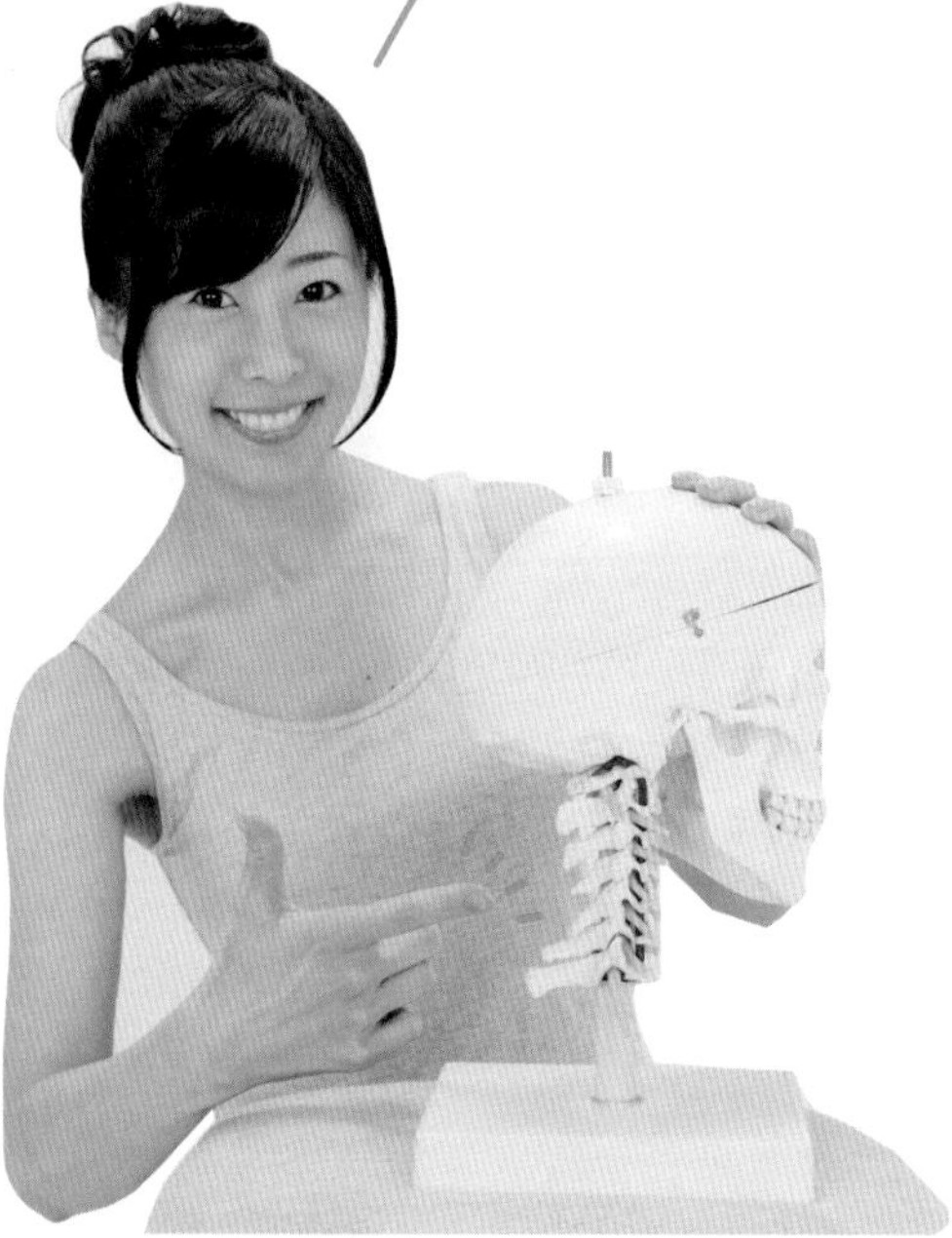

第3章

首を押して健康になった人たちの声

「医者も納得。ストレートネックもかなり改善」

90代／男性／医師

長年の診察疲れか、だんだん首が前に落ちて、ストレートネックがひどくなり、「首下がり症」になってしまいました。

まさか自分が、と悩みましたが、悩んでいても解決しないのは医療従事者としてわかっていました。

知り合いに島崎先生を紹介してもらい、自分でも首を押すようになりました。だいぶ良くなったので、もっと改善するよう、努力している最中です。

「猫背が治り、仲間にもほめられた」

20代／男性／美容師

背中の痛みで長い間苦しんでいたところ、美容室の先輩に島崎先生をすすめられて受診しました。

その時、先生に「すごい猫背ですね。そんな姿勢でお店に立っていたら、やる気なさそうに見えて、雰囲気を悪くしてしまいますよ」といわれました。

ショックでしたが、1回目の治療ですごく楽になり、**鏡を見ながら姿勢を正す方法を教わり、実践しているうちに背中の痛みがなくなってきました。**

仕事が楽になっただけでなく、仲間から「筋トレでも始めたの？　肩幅広くなったよね」と声をかけられるようになりました。私も皆にすすめています。

「理論も効果も納得できる」

30代／女性／看護師

心療内科の医師の紹介で受診しました。

夏場には大量の汗、それ以外の季節は悪寒に悩まされていました。自律神経失調症と診断され、首・肩こりがひどいことが原因といわれました。

とても親切に説明してくださって、症状のとらえ方や対処法など、非常に参考になりました。

初回の治療で肩こりが楽になり、体温調整もうまくできるようになったことを伝えると、なぜ肩こりが自律神経に影響するのかを、神経節の位置や働きの面から再度教えてくれました。

理論も効果も本当に納得できる治療です。自分で首を押す方法を看護師仲間にも教えてあげています。

「治すのが難しいといわれた、両手のしびれが改善」

50代／女性／主婦

両手がしびれるようになり、病院で精密検査をしましたが、脳も血液も問題がないといわれて困っていたところ、以前腰痛でお世話になった島崎先生を思い出しました。

どれだけつらいか、どれだけ不安か、病院での結果もお伝えすると、先生は笑顔で、「5年ぶりですね。その時の症状を覚えていますか」と、私のカルテを見せてくれました。

そこには「両手のしびれ」と自分の字で書いてありました。良くなると忘れてしまうんですね。

「両手のしびれは脳からは来ないんです。手先が冷えるでしょう。首がずれて神経と血管が圧迫されて、末端の血流障害を起こしているんですよ」と説明されました。

その後、首を数回押していただき、40分ほど休んで起きたら、もう手が温まって、しびれがなくなっていました。

「先生、本当にすごいですね！」。そう伝えると、「こういうの、得意なんです」とやさしい笑顔で答えてくれました。

「また悪化して再発したら完治は難しいかもしれません」とのことでしたので、姿勢にだけは気をつけて日々を過ごしています。

「難病の線維筋痛症でお世話になっています」

50代／女性／休職中

線維筋痛症という難病と診断され、全身に出現する痛みと戦っています。あらゆる筋肉と関節で痛みはあちこちにあり、あごの痛みで食べることも困難でした。

島崎先生の治療は2、3カ月おきでしたが、それでもあごが楽になり、食べることが苦痛ではなくなりました。

先日は足首が固まり、階段を降りることができなくなったと伝えると、「検査用ベッドに仰向けに寝て、片方ずつ足首を回してください」といわれました。左足が痛むことが多く、左の足首は回しているつもりでもわずかに上下にしか動いていない感じでした。

でも、先生が首の右側を押すと、まったく抵抗なく左足首が回るではありませんか。

私のような病気でも、**首の位置が整うだけで関節の動きが変わる**ことにビックリしました。「ご自分で首を押す時も、右から押してくださいね」という言葉のおかげで安心して過ごせています。

「理学療法士からみてもすごい施術です」

40代／男性／理学療法士

理学療法士として病院のリハビリ室で働いている私も、頸椎と腰椎のどちらも椎間板ヘルニアになってしまい、首の痛み、肩から背中にかけての違和感、腕全体のしびれ、腰痛、坐骨神経痛、足のしびれといった不調に悩んでいました。

島崎先生のことは、職場に通っていた患者さんが劇的に変化したことで知りました。私たちでも手こずっていた症状がこれだけ早く良くなる様子をみて、興味があるというよりも自分を助けてほしい一心で予約しました。

先生が首を触診している時に、ある一点を押すと、腕が少しピリピリしたので、「そこを押すと、しびれがきます」と伝えると、「ここが頸椎

1番です。ここ以外のところを押しても平気ですよね。この押すとしびれるところを治療します」とおっしゃいました。

軽く押してもしびれるところを押されたら、激痛が走るのではないかと不安でしたが、瞬間的にパチンと弾くような押し方でまったく痛みもなく、そのまま寝ている間にしびれがすーっと引いていったのです。本当に不思議でした。

2回目は緊張もなく、どこをどんなふうに押しているか、私でも押せるようにポイントも教えてくれました。

それからは、**よほど悪い姿勢でいないかぎり、しびれることはなくなりました。**

「医師の私も、先生の大ファンです」

50代／男性／耳鼻科医

肩こりに悩んでいる医師です。患者さんの鼻や耳をのぞきこむような検査が続くと、肩こりがたまらなくひどくなります。

院の看護師さんの紹介で、島崎先生の治療を受けました。治療はもちろんすばらしいのですが、何よりも**検査と説明が、医師の私も納得できるハイレベルなものでした。**

サーモグラフィに写った自分の背中を見た時に、こりがひどいところの温度が冷たく、青くなっているのには正直驚きました。その後の検査でも、的確にこりの場所を一発で探り当てる指の使い方や、関節の可動域の異常などを瞬時に触診する能力には驚かされました。

きちんと納得して受けられる治療であり、治療後にはスッキリして楽になったと実感しました。

花粉症の時期や忙しい時にはまたつらくなるので、定期的に治してもらい、家内と一緒に5年ほど通っています。ぎっくり腰で動けなくなった時も助けていただいて、私にとっては駆け込み寺です。

「実はとても科学的な治療法です」

40代／男性／外科医

軽度の左足坐骨神経痛です。おしりからひざのあたりまで痛みがあり、原因が腰にあることは予想できました。ときに外科手術は数時間に及ぶので、集中力を切らさないために体の痛みをなくしたかったのですが、整形外科で腰のレントゲンやＭＲＩを撮っても異常は見つからず。「せめて、このひどい肩こりだけでも楽になりたい」と、看護師から教えられて島崎先生の治療を受けました。

その際、「**なんで右足は痛くならないのかわかりますか**」という質問に、目からウロコが落ちる思いでした。調べてもらうと、上半身が左側に傾き、左の腰に体重がかかっています。しかも左足のほうが長く、骨盤を突き上げているから痛みが生じていたのです。

「**これなら、左が痛くなるはずですよね**」

そういわれて、非常に納得しました。

「レントゲンやＭＲＩにはつぶれた骨や椎間板が写るはずですが、いまは左に傾いた上半身の重みで骨をつぶしている最中なんです。まだつぶれきっていないので問題ないと診断されますが、それでも痛みは出ます」

この話にも納得です。

やっぱり姿勢が大切なのですね。おかげさまで治療の効果も出て、手術が続くと疲れから肩こりが出ますが、**坐骨神経痛はなくなりましたし、**

肩こりもひと晩寝ると回復するようになりました。

首を押すだけで不思議に思われますが、実はとても科学的な治療だなというのが一番の感想です。

「手術なしで治していただきました」

40代／男性／内科医

肩こりと手指のしびれで、電子カルテの入力が苦痛でした。

治療当初はあまり変化は表れませんでした。しかし触診や視診による診断がレントゲン検査と同じであることに驚き、「ここを押すとよけいにしびれますよね」といって、「悪いところを一時的にさらに悪化させる」という神経学的検査をされたことで、問題点が手に取るようにわかりました。

姿勢が変わると、だんだんしびれがやわらいできました。**すぐに効果が出なかったのは普段の姿勢や運動不足にある**こともわかりました。

医療現場では、しびれはなかなか治せないというのが常識です。手術をせずに治していただけて良かったと感謝しています。

「長年のひどい肩こりが治った」

70代／女性／主婦

夫の腰痛が、島崎先生に診ていただいて治ったので、私も長年のひどい肩こりを診てもらうと、ストレートネックとの診断でした。

しかし、「**肩こりとストレートネックは関係ないと思います**」とのこと。

3回の治療で肩こりがまったくなくなりました。ストレートネックはまだ治りきっていないため、先生に教わった**ストレートネック改善スト**

レッチ（67ページ）を自宅で行っています。

「脊柱管狭窄症の痛みから解放された」

60代／男性／無職

脊柱管狭窄症で両足の痛みとしびれがあり、10分歩くこともままならない状態でした。

同じような症状で苦しんでいた友人が、島崎先生に診ていただいてすっかり治ったと聞き、治療をお願いしました。

長年の苦しみですから、そう簡単に治るはずはないと頭ではわかっていても、やはり良くなりたい。先生は、「**歩いてください**。**とにかく歩いてください**。休み休みでもいいから、毎日しっかり歩いてください」と励ましてくれました。おかげさまでだんだん歩けるようになり、右足の痛みはすっかり消えました。左足も徐々に楽になっています。早く仲間とソフトボールを楽しみたいです。

「その場で四十肩の痛みが消えた」

40代／女性／事務

四十肩で肩が痛くて上がらず、ズボンを履くにもシャツを脱ぐにも苦労していました。

姉が島崎先生のところに通っていたため、一緒に講演会に参加しました。会場で姉が私の症状を先生に伝えると、その場で肩の前側と腕の付け根を押して、腕を前後に振る**四十肩改善エクササイズ**（93ページ）を教えてくれました。すると不思議なぐらい痛みが消えてしまったのです。いまでも自分でしていますが、肩がまったく痛くなくなりました。

第4章

［症状別］
首押しメカニズム

顎《がく》関節症

私たちの人体は、約203個の骨でできています。頭蓋骨だけで23個の骨があります。背骨は24個。仙骨1個、尾骨が1〜2個、そして舌骨1個。これらはすべて体の中心にある骨です。合計51個。残り152個の骨は、背骨を中心に左右に一対ずつあります。

下あごは、中心線をまたいで右の側頭骨と左の側頭骨に関節(顎関節)があるため、左右の関節を同時に動かさないといけません。顎関節もまた上部頸椎と同じく、ガッチリ固定されていない関節です。下あごは頭蓋骨にぶら下がるようにつながっていて、前後左右に動かすことができます。

ためしに、正面を向いて口を開け、歯をかみ合わせてみてください。

今度は、上を向いてカチカチ。当たる場所が違いますね。

次に、下を向いてカチカチ。また変わるはずです。

このように、頭の向きだけで歯のかみ合わせは変わってきます。

頭の位置によって下あごの位置が変わるのは、前後だけではありません。頭が左右に傾く（側屈）ことで、下あごが左右に振られ、顎関節への負担になります。しかし、左右に顔を向けてもかみ合わせが変わらないことに重要なヒントが隠れています。

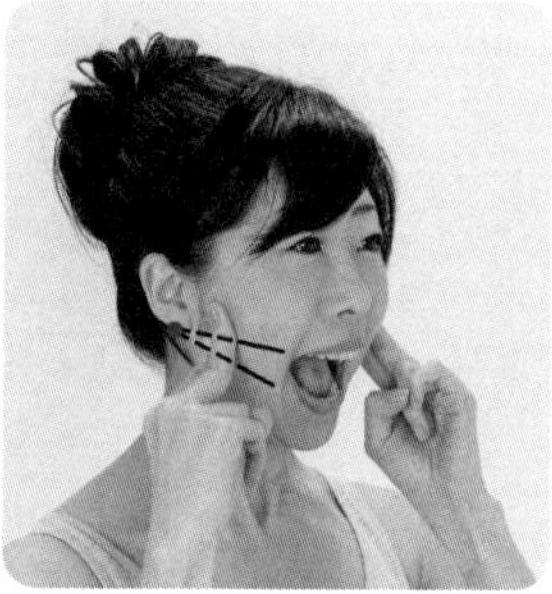

歯のかみ合わせの支点になるのは、首のずっと奥の頸椎2番です。

上の写真のように、あごの関節を両手で触れながら、口を開け閉めしてください。最初は顎関節がクルッと回転しますが、大きく開けると関節が徐々に外側に広がってくるのがわかると思います。あごの動きはハサミと同じ原理と思われがちですが、ハサミの支点はそんな動きはしません。顎関節は口を開け閉めする「支点」ではないのです。

顔の左右の動きは、頸椎2番の歯突起を中心に行われます。上下の動きや左右の側屈と違い、顔を右に向けても左に向けても、かみ合わせは大きくずれません。ということは、歯のかみ合わせの支点は頸椎2番の歯突起になるといえます。上部頸椎（特に頸椎2番）を整えると、かみ合わせや顎関節の動きが改善するのはこのためです。

顎関節症で一番困るのが、**「口が指2本分も開かない」**という状態です。これでは日常生活に支障が出ます。

口を開くという動作は、下あごが重力で下に下がるのではなく、のどの前側にある舌骨に向かって筋肉で引き下げられます。

顎の関節が動かないのは、閉じようとする筋肉の力が、開こうとする筋肉を上回っているから。かむ力は男性で60キログラム、女性でも40キログラム以上あります。それだけの力を持つ咀嚼筋が硬くなっていることが、顎関節症の原因です。

無理に開こうとすると、硬い咀嚼筋を引っ張られ、痛みが発生します。顎関節の痛みは、関節ではなく、筋肉そのものの痛みなのです。

ストレスで歯を食いしばったり、睡眠中に歯ぎしりをすることでも咀嚼筋は硬くなります。頬づえなども良くありません。こめかみの近くの側頭筋や咬筋などを押してゆるめながら、あごの可動域を増やしていきましょう。

片側の耳だけ綿棒が入らない

「耳の穴の大きさは変えられる」って、ご存じですか。

頭蓋骨に開いている穴ですから、大きさが変わるはずがないと思いますよね。しかし、耳の穴にそれぞれ人差し指を差しこんだ状態で口を開け閉めしたり、下あごを前後に動かすと、指が挟まる感じがしませんか。

そうです。耳の穴の入口付近はあごの骨と接しているので、**下あごがずれると、耳の穴の大きさが変わってしまう**のです。首が極端に曲がっていたり、歯のかみ合わせが極端に悪い場合によく見られる現象です。もし片側の耳だけ綿棒が入らないようであれば、首押しを実践してください。

緊張性頭痛・偏頭痛

体には、部位ごとに**支配神経**と呼ばれる神経の担当領域があります。頸椎2番の下から出て大後頭《だいこうとう》直筋を貫通する**大後頭神経**が後頭部を担当し、**小後頭《しょうこうとう》神経**は頸椎3番から出てやや前側に回り込み、胸鎖乳突筋

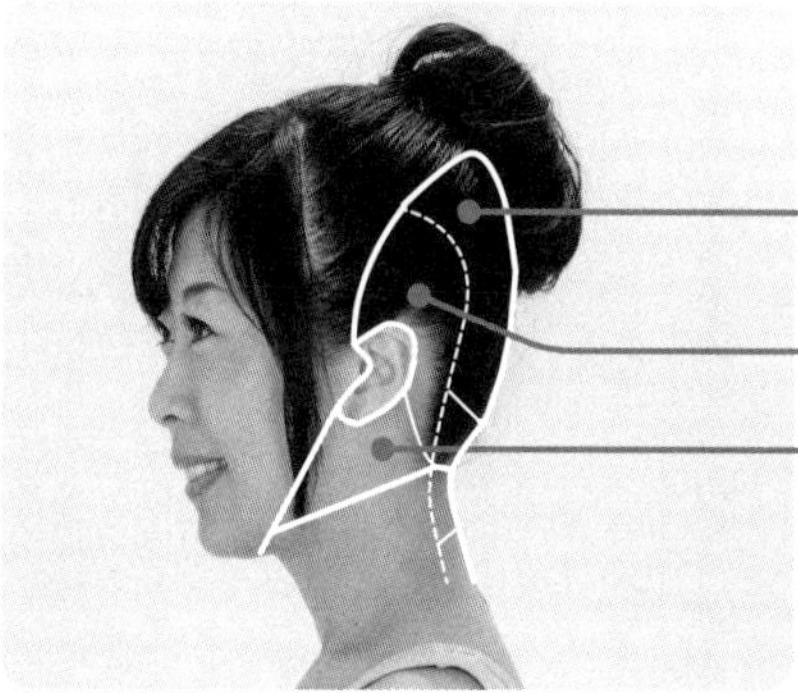

の後方から側頸部を受け持ちます。
後頭部の筋肉が緊張し、神経を圧迫することで発生するのが**緊張性頭痛**です。
後頭部から首の後ろや横の筋肉をゆるめることで、痛みを軽くすることができます（血流が増加するため、偏頭痛の場合は痛みが増すおそれがあります。偏頭痛かどうかは頭痛専門医の診断を受けてください）。
偏頭痛は、血流の増加による血管の拡張が原因のため、飲酒、マッサージや入浴などでリラックスした時に発生します。目が眩しくなったり、脈打つような痛み、それに伴う吐き気などが特徴です。

首の後ろの筋肉がこり、頭痛を引き起こす場合、頸椎の前弯がなくなり、ストレートネックや逆弯曲になっている可能性大です。普段から**ストレートネック改善ストレッチ**（67ページ）を行うようにしましょう。

ストレートネック（スマホ首）

ストレートネックとは、頸椎の前弯がなくなっている状態をさしますが、文字通り首のカーブがなくなって、まっすぐになっているだけでなく、逆に曲がっている状態、前に突き出るなど、さまざまなケースがあります。なぜ、首が正常なカーブを失ってしまうのでしょうか。

ストレートネックのおもな原因として、次の３つがあげられます。

- 下を向く時間が多い（うつむき症候群）
- 首から肩の筋力低下で首を支えられない
- 腰がそりかえっている

意外に聞こえるかもしれませんが、改善のカギは「腰」にあります。**腰がそりすぎて、背中が正常な状態よりも後方に押し出されてしまっているのです。**

つまり、ストレートネックを治すには、腰のそりを改善すれば良いのです。**鏡を見ながら徐々に腰のそりを減らしていくことが有効です。**同時に、次の運動を並行して行ってください。

まず、首が前に突き出たことによる筋肉の緊張をほぐすために、首全体をゆるめます。

普段から、**首こり改善**（66ページ）を実践してください。次に、67ページの**ストレートネック改善ストレッチ**をします。

最後に、サランラップの芯にタオルを巻きつけたもの（92ページ）を首の後ろに置き、10分ほどじっと横になります。

さらなる改善法として、私は次の5つをおすすめしています。

①腰をそらさず、姿勢を正す
②首から肩にかけての筋肉を鍛える
③長時間、下向きの作業をしない
④座った状態でうたた寝しない
⑤円筒形の枕を使う

頸椎5番を「45度の方向」に押して改善する

頸椎のカーブが正常でなくなったストレートネックを治療する場合、**プロは必ず頸椎5番を矯正します。**

ストレートネックなど首が悪い人のレントゲン写真を確認すると、頸椎のずれ方には共通した特徴がいくつかあります。なかでも顕著に目立つのは、**頸椎5番が後方にずれてしまっていることです。**

さらに症状が進行すると、腕や手指のしびれ、肩甲骨と背骨の間に痛みやしびれが出ます。整形外科で検査を受けると、「頸椎が変形している」とか「骨と骨の間が狭い」、または頸椎症、神経根症と診断されると思います。

カイロプラクティックでは、頸椎5番を正しい位置に戻すように施術をします。骨と骨の間を広げることで（頸椎5番と頸椎6番、さらに頸椎6番と頸椎7番の間隔）、痛みやしびれが改善するのです。

頸椎を矯正するにあたって、**プロがもっとも注意するのは骨を押す方向です。**次に大切なのは強さと速さですが、比率でいうと9割以上は押す方向（角度、入射角）で、角度さえ合っていれば、弱い力でもきれいに矯正できます。

その角度とは約45度。なぜかというと、頸椎の椎間関節《ついかんかんせつ》は、45度の関《かん》節面《せつめん》で上下が重なり合っているからです。

関節面に沿って押すと、骨はたやすく動き、骨の間が広がります。違う角度で押すと、上下の骨同士がぶつかり合うので、うまく矯正できません。

プロが頸椎5番を矯正する際、一つひとつの動作やテクニックに意味

頸椎を側面から見た図

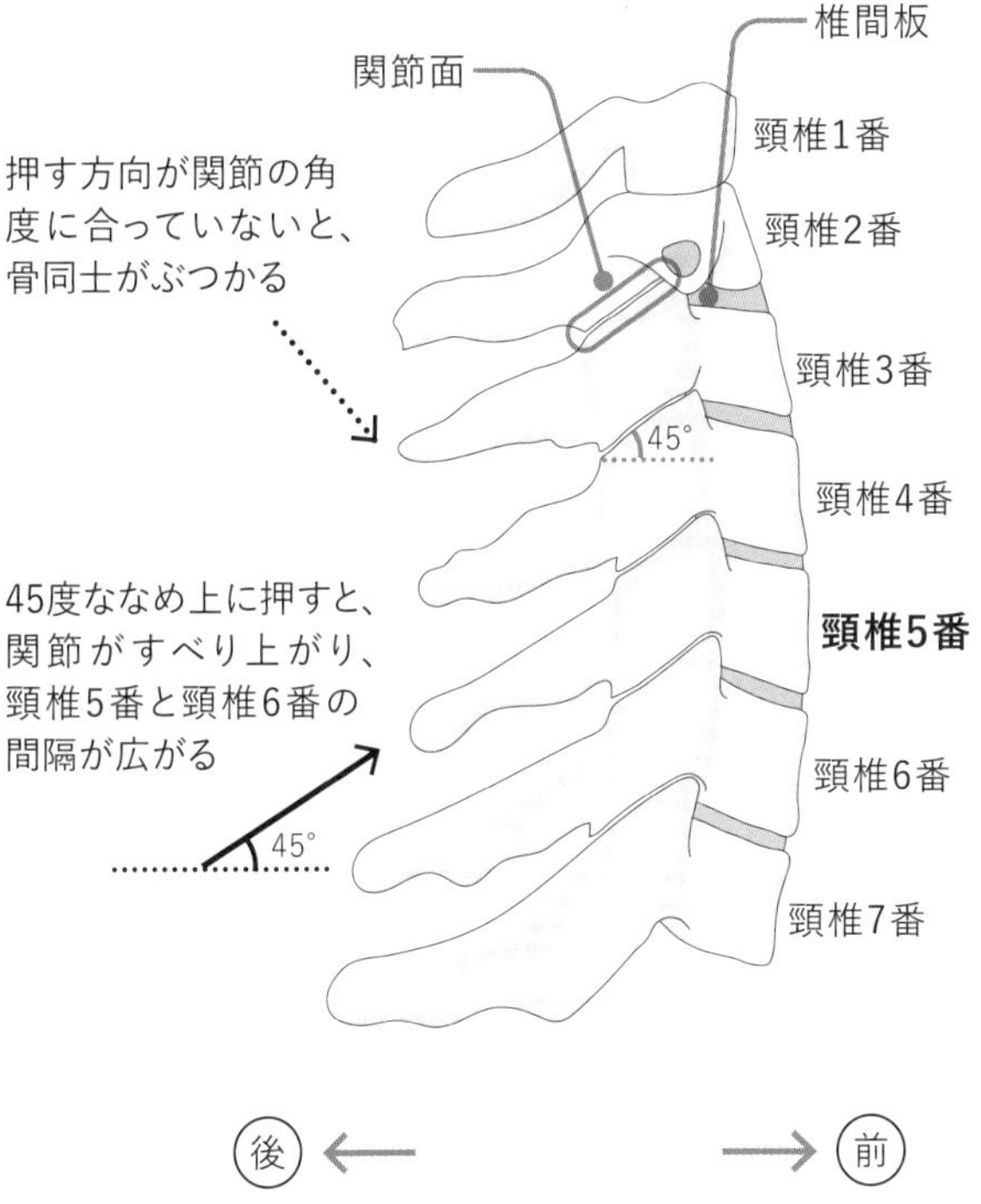

椎間板
関節面
頸椎1番
押す方向が関節の角
度に合っていないと、
骨同士がぶつかる
頸椎2番
頸椎3番
45°
頸椎4番
45度ななめ上に押すと、
関節がすべり上がり、
頸椎5番と頸椎6番の
間隔が広がる
頸椎5番
頸椎6番
45°
頸椎7番
後
前

があります。

整体院で首の矯正をするのは、「首をひねってボキッ」とされるような怖いイメージをお持ちの方もいるかもしれません。私自身、この矯正を受けるのが苦手なので、患者さんにもしませんが、解説することはできます。

患者さんが椅子に座るか仰向けに寝て、顔を大きく上に向け、さらに首を右か左にひねった状態にセットしてから、ボキッと鳴らします。上を向かせてねじる動作の意味は、頸椎5番が移動していく方向にすきまを広げてスペースを作っておくためです。もちろん施術者はその時、頸椎5番を45度の角度で押しています。

私は頸椎矯正用の特殊な装置がついたベッドを使います。そのベッドに患者さんにうつぶせで寝てもらい、私が頸椎5番を45度の方向へ押すだけです。押した瞬間、患者さんの顔をのせた部分が斜め45度前方に1

センチほどスライドします。この装置のおかげで、正確で安全な施術が可能です。歴史あるカイロプラクティックの矯正には、理にかなった技術がつまっています。

皆さんが自分でする際は、顔を上げて首の前側を伸ばし、頸椎を後方の狭い側から広い側へと導くように押しましょう。67ページに皆さんもできる頸椎5番の矯正方法をご紹介したので、トライしてみてください。

ストレートネックがすべての犯人ではない?

ストレートネックはたしかに頸椎の異常ですが、首のトラブルすべてにストレートネックが関係しているわけではありません。

あらためて、ストレートネックを解説すると、本来はそり返るように前弯するはずの頸椎の並びが、そらずにまっすぐになっている状態です。

あくまで前後の方向に限った異常であり、左右に曲がっている、ずれているといった類いの異常ではありません。

首の前側のつまり、後ろ側の痛みや張りなど、首の前後どちらかに症状があるならば、ストレートネックの影響が考えられますが、右手のしびれ、左の肩こり、寝違えて右を向けない、右側の頭痛など、症状に左右差があるならば、ストレートネック以外の原因を疑う必要があります。

症状に左右差があって整形外科を受診する際、たとえば右手だけしびれるなら、**「なぜ左手はしびれないのでしょうか」「歳のせいだといわれても、両方とも同じ年数使っているのですが」**ということくらいは医師に聞いてみましょう。

医師の見方が変わり、症状の原因究明にいままで以上に協力してくれるはずです。

手のしびれ

脳と手をつなぐ神経は、頸椎の5・6・7番と胸椎の1番から出ています。この神経に「何か」が触れることで、手にしびれが発生します。代表的なのが、**椎間板ヘルニア**です。その他、頸椎そのものの変形、頸椎すべり症、靭帯の肥大化、骨化症があげられます。椎間板以外はレントゲンに写るので、ほぼ間違いなく診断がつきます。

それらに当てはまらず、ＭＲＩ検査でも椎間板ヘルニアではないと診断された場合、鎖骨と第一肋骨の間で神経が挟まる、**胸郭出口症候群**《きょうかくでぐちしょうこうぐん》という可能性もあります。

意外に忘れられがちなのが、**筋肉の異常緊張によるしびれ**です。特に前斜角筋《ぜんしゃかくきん》と中斜角筋《ちゅうしゃかくきん》が硬くなった状態で神経を挟んでしまい、しびれや痛みが出ることが多いのです。軽く判定してみましょう。

●あごを上げて、天井を見ます。手のしびれは強まりますか。
●下を向いてみてください。手のしびれは弱まりますか。
●頭を再度上げ、しびれる側へ斜め後ろに倒してみてください。手のしびれは強まりますか。
●しびれている側に顔を向けてみてください。手のしびれは強まりますか。

このテストでしびれが変わるなら、そのしびれは首が原因といえます。

次に、体の側面を壁にぴったりつけて、しびれるほうの手を上げ、先ほどしびれが増した動作を再度してみてください。首の痛みもしびれも、少なく感じられるのではありませんか。もしそうだとしたら、胸郭出口症候群か筋緊張による神経圧迫の可能性が高くなります。

どちらの場合も、努力によってしびれは改善できます。91ページの**「仰向けでの首押し」**を実践しましょう。

両手がしびれたら、原因は脳ではない

何かが神経を圧迫すると、神経に栄養を運ぶ血管も圧迫され、神経そのものが血行障害、酸欠状態に陥るため、圧迫された箇所よりも先（末端）で障害が起こります。

手のしびれを例に、神経の出発地点から通り道を探り、神経圧迫と症状の出方を考えてみましょう。

● 脳の左側には右手を動かす神経の中枢があり、脳の右側には左手を動

かす神経の中枢があります。

●脳から出てきた神経が集まり、脊髄となって下りていきます。

●頭蓋骨を出て頸椎1番をくぐり、頸椎5番・6番・7番と胸椎1番のあたりで脊髄神経となって、背骨の右からは右腕に向かう神経が、背骨の左からは左腕に向かう神経が出ていきます。

●それらの脊髄神経は鎖骨の下をくぐり、わきの下、ひじを通過し、手首の手根管《しゅこんかん》をくぐって、指先まで到達します。

そんな神経を圧迫できる場所は、次の5カ所です。

①椎間孔《すいかんこう》という神経の出口が、頸椎の変形や頸椎椎間板ヘルニアによってふさがるように圧迫される → **変形性頸椎症、頸椎ヘルニア**

②前斜角筋と中斜角筋の過緊張で神経を挟む → **斜角筋症候群**

③鎖骨の下で第一肋骨との間に挟まってしまう↓胸郭出口症候群
④ひじの変形↓変形性ひじ関節症、肘部管《ちゅうぶかん》症候群
⑤手根管の肥大↓手根管症候群、ギオン管症候群

神経を圧迫した箇所より先で障害が出るので、たとえば手首の手根管症候群の場合、前腕や上腕にしびれが出ることはありません。手のひらと指だけです。頚椎症の場合はすべてに影響しますが、必ずしも腕全体がしびれるのではなく、指先だけ、上腕だけ、前腕から指先までなど、さまざまな箇所でしびれが表れます。

しかし、両手がしびれるとしたら、どうでしょう。

背骨を起点に、神経は右半身側と左半身側とに分かれ、それ以降に左と右の神経が近づくことはありません。そのため、両手の神経が左右同時に圧迫されているとすれば、頚椎の内側の空間が狭くなる脊柱管狭窄《せきちゅうかんきょうさく》

症《しょう》が考えられます。

右脳と左脳で受け持つ半身が違うので、両手のしびれは脳の異常ではありません。そして残念ながら、脊柱管狭窄症には首押しはあまり効果を発揮しません。

また、糖尿病や高脂血症なども両手両足のしびれが生じるので、血液検査を受ける必要があります。

しびれがある場合、その場所と出方をよく観察すると、受けるべき診療科目を自分で判断できますし、原因がわかれば、治し方も同時に見つかります。

むちうち症

交通事故やスキーでの転倒、当たりの激しいスポーツでの選手同士の衝突など、いろいろな場面で発症するのがむち打ちです。

正式名称は、**頸椎捻挫**。頸椎の骨ではなく、頸椎を支える筋肉や靭帯が切れたり、伸びたり、硬直したり、炎症を起こしている状態です。神経圧迫のような骨の変形を示す頸椎損傷とは異なります。

首に強い衝撃を受けると、頸椎亜《あ》脱臼《だっきゅう》や骨折といった重篤な状態になることもありえます。事故後にレントゲンを撮っておいたほうが良いのはこのためです。

衝撃自体は弱くても、骨粗しょう症の人、筋肉が衰えぎみの人、もともとストレートネック気味の人は、大きなダメージを受けることが多いようです。

「むちうち」とは、事故や不意の衝撃によって、頭が前後もしくは左右に大きく揺さぶられた状態です。頸椎5番を支点に、筋肉や靭帯が引き伸ばされ、押しつぶされ、引きちぎられ、押し戻されることが繰り返された結果です。

事故直後ではなく、慢性化したむちうち症や後遺症など、**半年過ぎても治らない人におすすめなのが**、**本書の首押しプログラム**です。前後と左右の衝突では傷む箇所が違いますが、いずれにしても頸椎全体をゆるめることが必要です。

ただし、首の重さや肩こり、頭痛だけでなく、手足のしびれも残っている場合は、頸椎を治療できる先生の手を借りたほうが確実です。

めまい・耳鳴り

めまいに悩んでいる方も多いですね。めまいにも、回転性・非回転性などさまざまな種類があります。

メニエール病、三半規管の炎症、血行障害、良性頭位性めまい、耳石、突発性難聴、脳疾患などの「本物のめまい」ではなく、単なる「ふらつき」をめまいと認識している方も多くいます。

ふらつきの原因には、貧血や低血糖、動脈硬化、心臓病などがありますが、足腰が弱くてふらつく方も、めまいと思い込んでいるケースがあります。

耳鳴りの原因は大きく分けて、動脈硬化と、加齢に伴う鼓膜の硬化によるものの2種類があります。

めまいも耳鳴りも簡単に治る症状ではないため、原因をしっかり見極めて、それぞれのケースに合った治療方針を決定し、時には入院して食事や運動を指導してもらい、しっかりと改善に取り組む必要があります。

いずれにしても、首から脳への血流を良くすることはとても効果があるので、上手に首を押して改善に努めましょう。

肩こり

悪い姿勢によって5キロもある頭の重心がずれて、首と肩の筋肉に負担がかかりすぎてしまうのが首こり、肩こりの原因です。

さらに、3キロずつの腕を吊り下げているのが肩の筋肉です。何もしないと自然となで肩、巻き肩になり、どちらも肩こりを悪化させます。

運動不足による**筋力低下**が加わると、頭の重さを支えることがさらに難しくなり、同じく運動不足による**血液の循環不全**で、老廃物が筋肉内にとどまりやすくなってしまうことなどがあります。

良い姿勢さえ保っていれば、筋力が弱くても血流が悪くても、大部分の肩こりは改善できます。82ページの「姿勢を改善する1・2・3体操」は、とても簡単ですから、いつでもどこでも気軽にできます。

この体操を繰り返すことで、胸を張った良い姿勢ができあがります。長年にわたり姿勢が悪い人は毎日、時間があれば10分おきぐらいにやってみてください。**猫背と肩こりが同時に解消できますよ。**

「猫背・巻き肩・前に出る首」の3点セットでは、いつまでたっても肩こりから逃れられません。頭が体の真上に乗っている姿勢を取り戻しましょう。

坐骨神経痛と脊柱管狭窄症

坐骨神経とは、腰椎の下部と仙骨から出てくる、人体の中で一番太くて長い脊髄神経です。

「坐骨神経痛だと思っていたら、ヘルニアだった」
「ヘルニアじゃなくて、坐骨神経痛だといわれました」
「この痛みはヘルニアでしょうか、それとも坐骨神経痛でしょうか」

これらは私が患者さんから何度もいわれた言葉ですが、坐骨神経痛とヘルニアの違いや関係性を考えてみましょう。

実は坐骨神経痛は病名ではなく、坐骨神経に沿って痛みが出ているという「**症状**」**を表す言葉**です。

「おしりから、ももの後ろまでが痛い」
「足の付け根から、くるぶしあたりまでが痛む」
「おしりと、ひざ下のふくらはぎが痛い」

こうした症状の時に使う俗称です。

しびれを伴ったり、夜中に足がつることも多いです。ひどい時は焼けるような痛みで立てなくなったりします。これは、何かが坐骨神経を圧迫している場合に起きます。

「結果」は「坐骨神経痛」。
「原因」は「坐骨神経を圧迫している何か」。

その原因のひとつが「椎間板ヘルニア」なので、「坐骨神経痛じゃなくてヘルニアだった」「ヘルニアじゃなくて坐骨神経痛だった」という表現はおかしいのです。

坐骨神経痛の原因として、おもに次のようなものがあげられます。

●椎間板ヘルニアが坐骨神経を圧迫している
●腰椎が変形してトゲ状になった骨が神経を圧迫している
●臀部の中殿筋《ちゅうでんきん》や梨状筋《りじょうきん》が硬直して、坐骨神経を圧迫している

先の3つは症状が片足に出やすく、次の3つは両足に症状が出ることが多いです。

●腰椎の変形がひどく、脊髄を圧迫している
●腰椎すべり症で脊髄を圧迫している
●後縦靭帯や黄色靭帯が肥大化して、骨化し、脊髄を圧迫している（脊柱管狭窄症という病名になります。病院でMRIなどを使った検査が必要です）

症状は一見同じような坐骨神経痛ですが、原因はさまざまです。きちんと病院で検査をしてから、対処しましょう。

私の治療院では、「**脊柱管狭窄症はとにかく歩くのが一番**。しびれるから歩かない、という人は治らないですよ」と伝えています。

また、椎間板ヘルニアの人は前屈をしてはいけません。腰椎すべり症の人は腰をそらす体操をするのはNGです。

四十肩・五十肩

患者さん「病院で五十肩といわれましたが、70歳でも五十肩でいいのですか（笑）」

私「俗名ですからいいんです。70歳でもなるんですよ」

坐骨神経痛と同じで、症状が出やすい年齢による俗名ですから、四十肩でも五十肩でも症状は同じ。正式には、「肩関節周囲炎《かたかんせつしゅういえん》」（悪化すると「石灰沈着性腱板炎《けんばんえん》」）という名前です。

「腕が上げられない」
「後ろのポケットに手を入れられない」
「下着をはく時に肩が上げられない」
「背中がかゆくてもかけない」
「寝ていても痛い」

転んで肩を強打したり、つり革につかまっている時に急ブレーキで腕が強制的に引き伸ばされたといった理由で痛くなった場合は、筋肉の断裂や腱板の部分断裂の可能性が高く、しばらくたつと、肩甲骨の筋肉

（棘上筋《きょくじょうきん》、棘下筋《きょくかきん》）がやせて凹んでしまっているのが見受けられます。

特に理由はなく、40歳ぐらいから姿勢が悪くなって筋肉が細くなり（どちらが先かは個人差があります）、猫背になると背中が苦しくて上向きに寝づらくなり、横向きに寝ることが増えるため、ただでさえ肩が前に巻き込まれているのに、さらに巻き肩が悪化します。

寝ている最中に筋肉が引き伸ばされて硬くなり、血流が悪くなり、老廃物がたまり、そしてある時、石灰化などによる激痛が発生します。**一度痛くなってからは、なかなか治りません。**肩こりを放っておいた結果ともいえますから、**日頃の予防が何より大切**なのです。

この症状は、**入浴すると楽になることが多い**です。言い換えれば、お風呂に入ると楽な方は、血流が悪いことが痛みの原因と考えて良いタイプです。

それでも、肩や腕の体操、運動だけでは改善しません。また、お風呂に入ると楽になるのに、温湿布や使い捨てカイロを貼っても良くならないのは、表層だけを温めているからです。肩や腕を動かしても心拍数は変わらないため、肩の血流はたいして増えませんよね。それと同じです。痛む箇所だけでなく、体中の血液の流れを良くすることが必要です。**もっとも良いのは、心拍数が上がる入浴や全身運動です。**歩く、走る、エアロバイク、エアロビクスなどの有酸素運動が効果的です。

そのうえでさらに有効なのは、**筋肉を指で押さえて動かす**ことです。私はこれを「四十肩改善エクササイズ」（93ページ）と呼んでいます。**プロがたまに押すよりも、自分で毎日押したほうが治りが早いです。**

上級編　頸椎1番を自分で調整する

ここまでの内容と実践を通して、皆さんの手はだいぶご自分の首になじんできたことと思います。隣同士で並んでいる筋肉を一つひとつ探り当てたり、押し分けたりできるようになると、今度は**頸椎自体を整える**ことができます。

筋肉をほぐすだけではなく、自然治癒力を低下させる諸悪の根源、**頸椎のずれを戻す**作業です。

上部頸椎と呼ばれる**頸椎1番と頸椎2番**（21ページ）は、後頭環軸関節と呼ばれ、椎間板がなく、頭を全方向へと動かすことができます。動きやすいため、ずれやすく、頸椎1番がずれている人はとても多いです。

そのずれが、全身の痛みや症状に大きく影響しますから、頸椎1番をしっかり整えると、効果が全身に表れます。

この自己整頸術《せいけいじゅつ》は**夜、お休み前にやることをおすすめします。**術後に首や体を動かさないほうが効果が持続するからです。

自己整頸術①左右のずれを見極める

仰向けになって後頸部や側頸部をほぐしていると（91ページ）、指先で首の骨の形がわかるようになると思います。しっかりと首がほぐれ、皆さんの指先が鋭敏になった証拠でもあります。

指であごの後ろあたりをさわると、頸椎の横突起に触れられるのではないでしょうか。場所は耳の下、乳様突起《にゅうようとっき》の先端と、あごの骨の間あたりです。

157ページの上の写真のように、耳の真下に下あごの骨があります。口を開けたり閉じたりすると動きますから、人指し指と中指でさわってみてください。

157ページの下の写真のように、下あごのふちを指の腹で確認しながら、上に向かって耳のほうへ触診していくと、頭蓋骨の下端で盛り上がった、触れやすい乳様突起との間のくぼみで指先が止まるはずです。

ここを「あご狭間《はざま》」と呼びます。あご狭間の入り口のすぐ内側に、頸椎1番の横に飛び出た突起があります。右側も左側もほぼ同じ位置です。

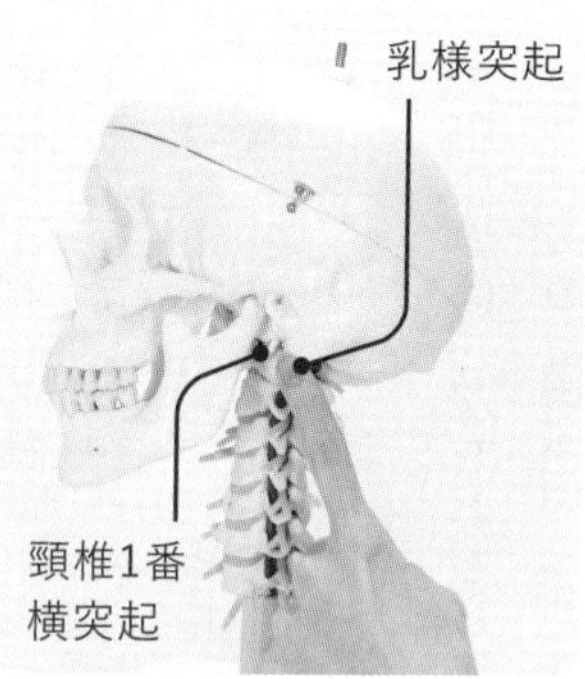

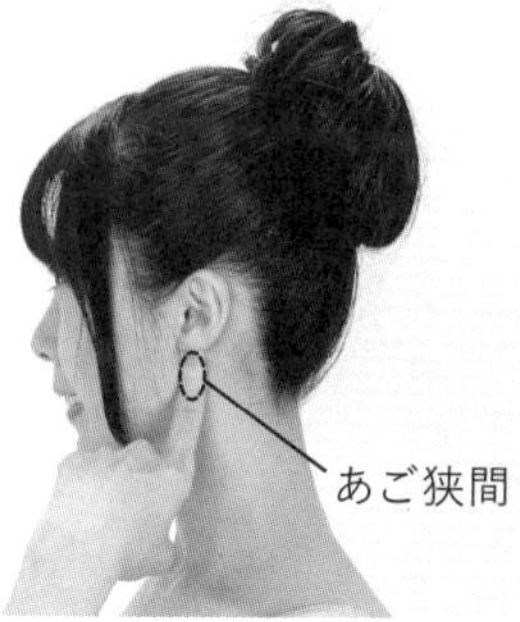

あごに沿って指を上下させるとわかりやすいです。あご狭間入口の真下に頸椎1番があります。

頸椎は左右への横ずれだけでなく、回転ねじれを伴ったり、頸椎の前側が上がったり下がったりと複雑なずれを起こしている場合もあり、それらの矯正法は非常に複雑です。しかし、**左右のずれは、ご自身で調整可能です。**

大切なのは、左右どちらにずれているかを見極めることです。それによって、首の右側を押すのか、左側を押すのかが変わります。さわってみて痛い、痛くないはあてになりません。たとえば右側を少し押すと出っ張った感じがする、しかし逆側は何も触れない。この場合、頸椎1番が右にずれて出っ張っている可能性が高いです。

そこで、左と右のどちらにずれているか、簡単に見極める方法をお教えします。

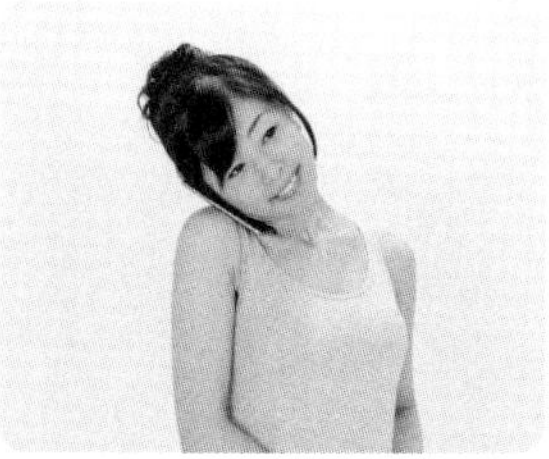
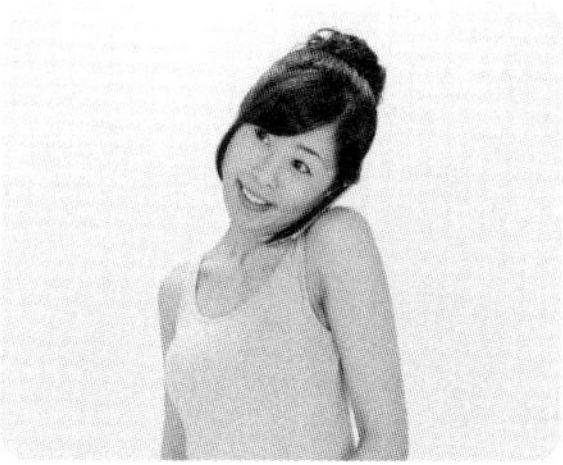

左右それぞれの肩と耳で、携帯電話を挟んでみましょう。

携帯電話をそれぞれの肩と耳で挟んでみてください。どちらか片方がやりやすい感じがしませんか。電話を挟みづらいほうは、頸椎の関節が固まって、可動範囲が少なくなっています。

この可動範囲の少ない側を指で押し、関節の固着を取り除き、可動範囲を広げられるように整えてあげると、効果はプロ並みです。

ポキっと音を鳴らす必要はありません。固くしまったビン詰めの蓋を外す時も、何かで軽く叩くと外しやすくなります。関節の固まりも瞬間的にインパクトを加えるとゆるみやすいのですが、プロのカイロプラクターではない皆さんがマネするのはとても危険です。

そこで、ここでは首全体をしっかりほぐした後に弱い力で何度も押し続けることで、安全に効果が出る方法をお伝えします。

自己整頸術②寝る姿勢と枕の高さ

頭の重さが約5キロあるため、立ったままや座った状態では、首に頭の重さがかかって関節が締まってしまい、軽い力で調整ができません。

まず仰向けに寝て前頸部、側頸部、後頸部をしっかりほぐしてから（91ページ）、頸椎1番が横にずれて出っ張っている側（可動域の少ない側）を上にして、横向きに寝ましょう。

注意してほしいのが、寝る姿勢と枕の高さです。

この時、**背骨をなるべくまっすぐにする必要があるため**、肩幅を考慮に入れて、枕の高さを調整する必要があります。枕が低すぎると、頭が首の筋肉を引っ張ってしまい、指で押しにくくなります。枕が高すぎても、頸椎の関節が締まって動きません。

また、枕が柔らかいと、指で押しても圧力が逃げてしまい、効果が出ません。柔らかい布団の上もダメです。

そこで、**畳やフローリングなどの固めの床に、辞書や雑誌、本などを重ねてタオルをのせたものを枕にすると良いでしょう。**約10センチの高さが目安です。

辞書の角に乳様突起がのるようにすると、頸椎1番が枕のないところで宙吊りになるため、矯正するのに強い力が必要ありません。これでセット完了です。

頸椎1番を左から加圧する場合は左肩を上にして寝て、左手で加圧します。右から加圧する場合は、右肩を上にして右手で加圧します。

自己整頸術③直角母子圧でゆっくりと

163ページの写真のように、親指をあご狭間に置き、親指以外の4指で頭全体を支えるようにします。そのままひじを高く上げ、腕の重さが親指に自然にのるように、直角母指圧でやさしく加圧していきます。

そのうち、肩甲骨と肩甲骨の間に「コクン」と筋肉の動きを感じたり、足が温かくなってくることがあります。そこでいったん加圧を終え、手を体のわきにのせ、腹式呼吸をしながら、じっとしましょう。

5分ほどしたら、そのまま背中をゆっくり床につけ、大の字になって10分ほど仰向けに寝てください。その際、猫背の人は高めの枕が必要です。猫背でない人は、92ページのサランラップの芯にタオルを巻いた枕を入れ、頸椎に前弯カーブを作ります。

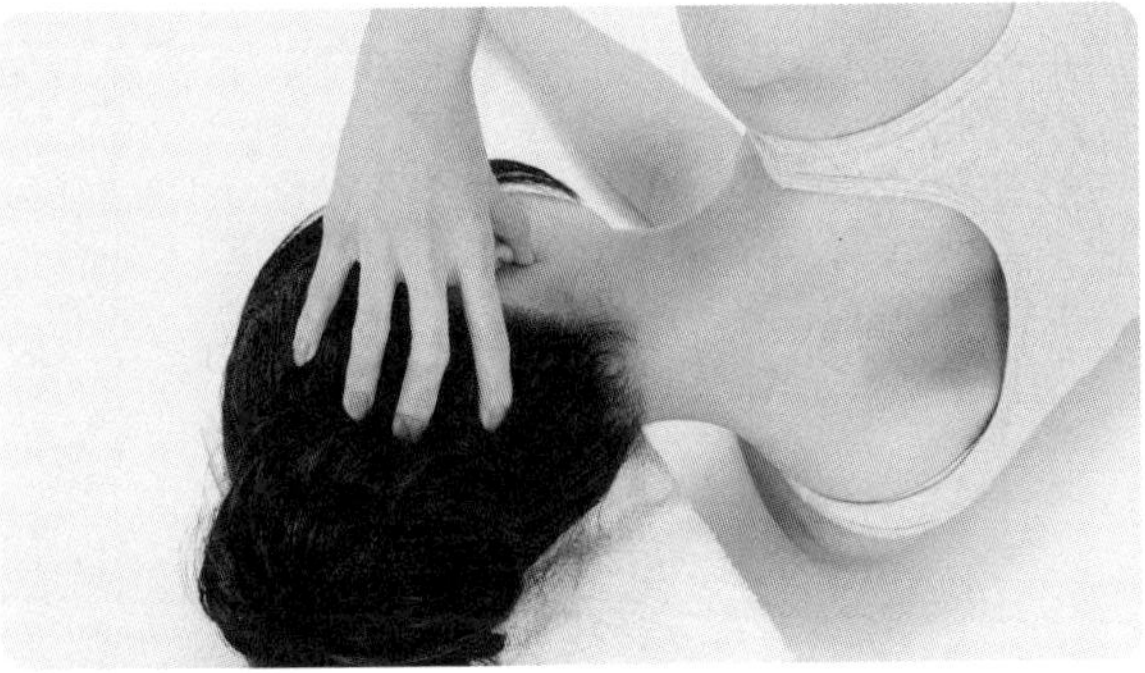

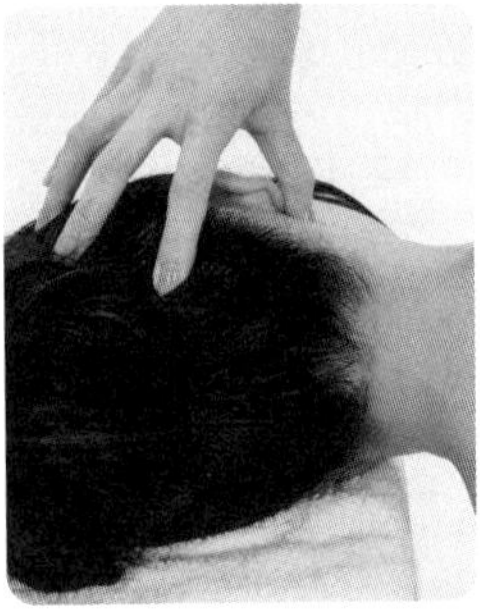

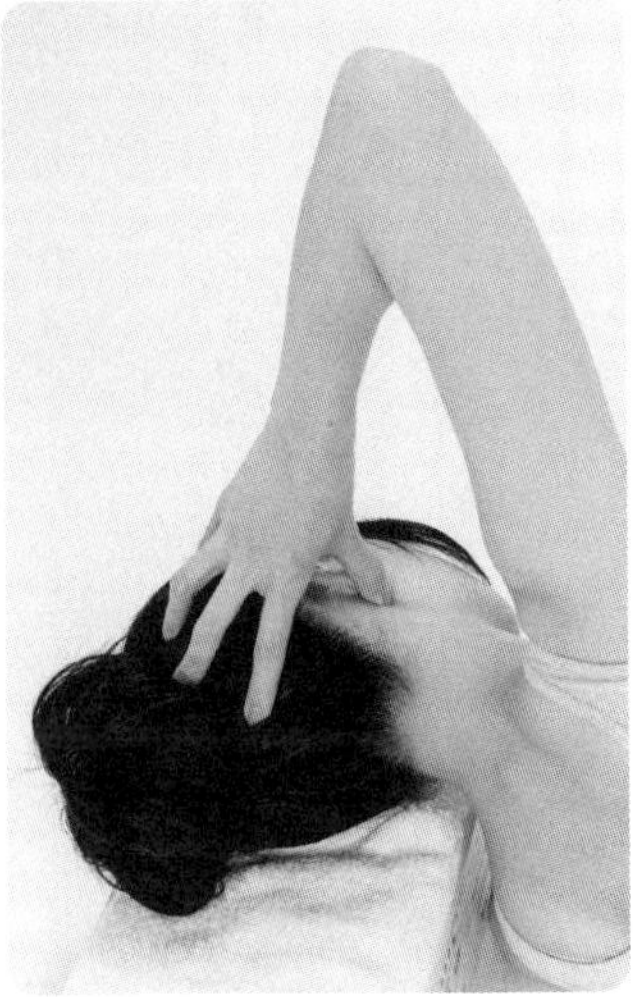

固めの床に横向きになります。分厚い本や雑誌を重ねて、タオルを巻いたものを枕にします。親指でグイグイ押すのではなく、ひじを立て、腕の重さでゆっくり力を入れるように押しましょう。

その後は、ベッドに戻って翌朝までぐっすり眠ってください。さわやかな朝が迎えられると思います。

この方法は、術後の安静が効果を大きく左右します。うまく頸椎1番を整えても、すぐに体や頭を動かしてしまうと効果が持続しません。また効果も、体が軽くなる、温まる、リラックスするなど、ちょっとした変化として表れるので、すぐに動くと、気づきません。

翌日、**「鏡を見ながら姿勢チェック」**（83ページ）をしましょう。

自己整頸は、間違った方向に押しすぎると逆効果になりますので、くれぐれも注意してください。

第5章

首押し一問一答

Q 首こり・肩こりの場合、首を回したほうが良いですか？

A 肩をよく回して、大きな筋肉をほぐしてから首を回しましょう。

首や肩こりの原因となる筋肉は、肩甲骨や鎖骨につながっています。よく動かすことで、血液が流れやすくなります。ただ、硬くなった首をいきなり回すと、骨が引っ張られて、ずれを起こすことがあります。肩をしっかり回し、表層のおもな筋肉がゆるんでから、首を回しましょう。

Q 首を回すとジャリジャリ、ポキポキ音がします。気にせず回して大丈夫ですか？

A **無理に「ボキッ」と鳴らすと、頸椎が変形してしまいます。動かすたびに少し鳴るぐらいなら、問題ありません。**

一度鳴ると、しばらく鳴らない場合は関節内で、何度も鳴る場合は骨か骨のまわりの靭帯や筋肉が弾かれて鳴っています。

よく首を「ボキボキ」と鳴らすことが趣味のようになっている方がいますが、関節が可動範囲を超えて鳴っているため、下手をすると頸椎の関節がずれてしまいます。やめてください。

Q **このごろ、首の動きが悪くなってきた気がします。横を向きにくく、目薬をさすにも上を向けない。歳のせいですか?**

A いいえ。基本的には背骨の曲がりによるものです。ただし一部、加齢によるものもあります。

背骨が動くためには、椎骨と椎骨の間にすきまが必要です。歳をとると身長が縮むのは、このすきまが減るからです。レントゲン検査で「椎間板がすり減っている」とか「骨と骨の間が狭くなっている」といわれたら、当然、背骨の動きが悪くなっているはずです。治療によって背骨の曲がりを緩和すると、動きが回復してきます。

Q 首押しの効果が一番出るのは、どんな症状ですか?

A おもに首こり、肩こり、頭痛です。頸椎は脳と体をつなぐ命綱。多くの症状に効果が期待できます。

特に首、肩こり、頭痛、背中痛は効果が早く表れます。それ以外の神経痛各種、姿勢が変化すると、腰やひざの痛みにも、ゆっくりですが、効果があります。

57ページの手の甲・中手骨間のほぐし方を、**足の中手骨間に応用すれば、手足の冷えやむくみも改善できます。**また、自律神経失調症に伴う頭痛、めまい、吐き気、動悸、息切れ、低体温、低血圧、高血圧、下痢や便秘などにも効果が期待できます。

Q 長年の頭痛持ちです。良くなりますか？

A はい、基本的には可能です。

頭痛の原因には、首や頭部の筋肉の異常緊張以外に、自律神経がらみの血管の異常収縮や、脳腫瘍によるものなどがあります。脳腫瘍以外であれば、筋肉の緊張がとけることで、神経の圧迫も緩和されます。すると、血管の圧迫がなくなって血流が良くなり、かなりの確率で頭痛を軽減できます。

Q 子どものころから肩こりです。治りますか？

A 現在の問題を解決することで、改善できます。

肩こりは、姿勢の悪さや筋力の低下、頸椎のずれなどの影響です。**幼少期から肩こりに悩む人には、必ず原因があります。**転んだりぶつけたり、頸椎がずれてしまうようなことをしていなかったか。ゲームや読書などをする時にいつも猫背で床に座っていなかったか。

子どものころにも原因があって、いまもその原因がある。そのように考えてください。ただ、これから筋肉をつけるのには、かなりの努力が必要になります。

Q 手がしびれますが、良くなりますか？

A 左右の片側だけなら、改善の可能性はぐっと高まります。

手のしびれは血管や神経の圧迫が原因のため、肩こりのように簡単には改善しません。神経を圧迫する場所は、頸椎や鎖骨といった骨か、あるいは筋肉か、場合によっては手根管という手首の靭帯で神経を圧迫していることもあります。

圧迫された部分よりも先（体幹が中心で指先が末端）がしびれるので、手首の手根管で圧迫しているのであれば、しびれるのは手のひらや指だけで、前腕や上腕（二の腕）はしびれません。

首や肩、肩甲骨の背骨寄りの部位、上腕、前腕、指先、この中のふた

つ以上の部位がしびれるのであれば、頸椎の問題と考えられます。神経根肥大や神経根症といった激痛に襲われる前に、ゆるめる・整える・鍛えるの順番で取り組んでください。

Q 五十肩なのですが、「首」を押すのですか?

A はい。首と同時に、痛む側の肩の前側を押してください。

五十肩は、大胸筋と上腕二頭筋をゆるめることで、慢性化していない痛みならば、かなり改善できます。しかし、慢性的な五十肩や石灰化、筋断裂の場合は、病院を受診されたほうが早く楽になれます。

Q どの順番で首を押せば良いですか?

A 手もみ→前腕ほぐし→上腕→肩回し→首の順です。

首の筋肉のほとんどは、鎖骨と肩甲骨まわりについているので、両肩をしっかり回して、筋肉の血液の流れを良くしてから、首を押すようにしてください。

首だけを押したのでは効果が半減するのと、**首の筋肉が固まった状態で押すと、首を痛める原因になります。**

Q どのくらいの頻度で首を押せば良いですか？

A 毎日、何回でも大丈夫です。でも、まずは手もみから。

疲れたなと感じたら、まず手もみから始めてください。くれぐれも首だけを押したり、首をゆるめずに**ストレートネック改善ストレッチ**だけをするようなことは控えてください。

Q　ストレッチに順番はありますか？

A　はい。まず、首ではなく、手足の末端から始めてください。

手の指、手首足首、腕や足といったように、必ず手足の末端から動かし、首を支える筋肉が集まる両肩をしっかりと何度も回してから、最後に首を回すようにしましょう。

Q　筋肉をつけるために効果的な運動はありますか？

A　腹筋・背筋・スクワットが一番です。

姿勢を維持するには、「深層筋」という体幹にある短い筋肉が必要になります。

水泳＋自転車＋マラソンの三種目でレースをするトライアスロンに参加している友人は、しっかり姿勢を整えるために「**コアトレーニング**」という深層筋を鍛える運動をしています。それは重いものを持ったり、瞬発力を必要とする運動ではありません。ゆっくり体を動かして姿勢を保持する運動で、ヨガや太極拳なども含まれます。

自宅でできる運動で、姿勢を良くするためにおすすめなのが、**首を整える筋トレ**（87ページ）です。回数をこなそうとするのではなく、正しい姿勢でゆっくり行うことが大切。**運動の役割は、痛くならない体を作ること**です。

リハビリテーションの分野で「**日常生活動作**」という、食事・更衣・移動・排泄・入浴など、日常を営むうえで不可欠な行動をさす言葉があります。目指すのは、もっと上の「**多少無理がきく**」体です。自分の健康寿命を延ばしましょう。
日常生活動作を下回ってしまっては大変です。そのような方々に効果を発揮するのが、運動も含めた「首押しプログラム」なのです。

Q 歯のかみ合わせ治療を始めるのですが、首はいじらないほうが良いですか？

A いいえ。首の調整と同時に進めるか、首の調整をやや先行したほうが良いです。

下あごは頭蓋骨にぶら下がっているため、頭が傾いたままで、かみ合わせ調整をしても、うまくいきません。首の曲がりを減らし、頭ができるだけ体の真ん中に乗っている状態にして、骨格を正常の位置に戻した後に、歯のかみ合わせと顎関節の調整ができるとベストです。

Q　世間では、素人が首をさわらないほうがいいといわれていますが、大丈夫ですか？

A　首の後ろ側を押すことは危険ではありません。

たしかに、首の前側には動脈や多くの神経があり、やみくもにさわるのは危険です。でも、首の後ろ側は筋肉のかたまりのようになっていて、内臓へ向かう神経は通っていないので安心して押せます。慣れてくれば、首の前側の胸鎖乳突筋も押せるようになります。

自分の体をいたわるための「首押し」です。誰でも最初は素人です。私もかつては素人でしたが、練習を積んで、国家資格を持つプロになりました。本書に沿って、あせらず、少しずつ慣れていきましょう。

おわりに
人間の生命力の要は「首」にある

首の重要性と整え方をご理解いただけたでしょうか。

実は「首」が原因だった、という症状は意外にたくさんあります。

私がもっともお伝えしたかったのは、「体の自然治癒力を活かすのも殺すのも首であり、首を整えることで自然治癒力が活性化し、首とは関係のないような症状まで自力で治る」ということです。


「人間の生命力って、すごいんですよ」

お医者さんも口にする言葉です。
人間のすごい生命力は、体内の正常な活動に支えられていますが、その活動を妨げる大きな要因が「首のずれ」なのです。

私の治療院では、ある程度まで症状が改善すると、通院間隔を3カ月から半年、長い場合は1年以上空けます。その間に自宅で取り組んでもらうようおすすめしているのが、本書の「首押しプログラム」です。

治療に来られない方でも、きちんと効果が出せるノウハウです。料理やパソコンの本と同じように、読んだだけで即座に同じようにはできないかもしれませんが、解説通りに進めていけば、必ず身につく「技術」です。

患部が痛くなったら始めるのも良いですし、痛くならないようにトライするのも良いでしょう。継続すれば、たまに痛くなったり体調を崩したりしても、ひと晩寝れば回復する体を作れます。健康で長生きするためにも、ぜひ続けてください。

もし、治療院や病院に行く時には「治りますか」と聞くのではなく、「治してください」とお願いするのでもなく、「自分でも最大限の努力をしますので、力を貸してください」というほうが、治療家も医師も心が動きます。

それでも実際、やってみなければわからないのですから、「治るなら やる」のではなく、「まずはやってみる」と考えましょう。

本書の出版に際し、お世話になった方々に深く感謝申し上げます。

これだけのことをお伝えできるのも、信頼して通ってくださる患者さんの支えがあってこそです。患者さんのお一人おひとりに感謝いたします。

そして何よりも、通常の診察後から深夜3時、4時までの執筆により、睡眠時間を大きく削りましたが、それでも体を壊すことなく、翌日に疲れを残さずにいてくれた自分の自然治癒力に感謝しつつ、本書の内容が多くの人の役に立つことを確信しています。

オフィス・シマザキ院長
治療職人 島崎広彦

治療職人

島崎広彦（しまざき・ひろひこ）

オフィス・シマザキ院長
上部頸椎カイロプラクター
あん摩マッサージ指圧師

1968年、東京都青梅市生まれ。幼少期に農家の両親の肩もみを日課としていたことから治療家の道を志す。1988年、青梅市にオフィス・シマザキを開院。口コミで評判となり、3年目には北海道から沖縄まで全国から患者が訪れ、連日満員の治療院となる。35年間で約30万人を治療。定期的に本場アメリカで研鑽を積んでいる。『首を整えると脳が体を治しだす』（小社刊）は旧・新版、DVD付き実践編のシリーズ累計16万部を突破した。

オフィス・シマザキ
〒198-0021 東京都青梅市今寺3-385-6
TEL. 0428-33-3939
https://www.naoru-shimazaki.com/

本書でお話しした「自然治癒力」には個人差があり、根気強く、かつ丁寧に続けることによって培われます。また、首は非常にデリケートな部位なので、手もみからしっかり練習したうえで首押しをしてください。決して無理をせず、個人の責任の元で行っていただくようお願いいたします。違和感を覚えたら、すぐに中止しましょう。万一体調に不利益が生じたとしても、出版社および著者は一切の責任を負いかねます。

アチーブメント出版

[twitter]
@achibook

[Instagram]
achievementpublishing

[facebook]
https://www.facebook.com/achibook

より良い本づくりのために、ご意見・ご感想を募集しています。お声を寄せてくださった方には、抽選で図書カードをプレゼント!

首を整えると脳が体を治しだす[文庫版]

2023年(令和5年)9月7日　第1刷発行
2024年(令和6年)8月8日　第3刷発行

著　者　島崎広彦
発行者　塚本晴久

発行所　アチーブメント出版株式会社
〒141-0031　東京都品川区西五反田2-19-2　荒久ビル4F
TEL 03-5719-5503／FAX 03-5719-5513
https://www.achibook.co.jp

装丁　渡邉民人(TYPEFACE)
本文デザイン　亀井文(北路社)
モデル　長谷川香枝(肉ダイエットインストラクター)
撮影　shuntaro
イラスト　中島直子
校正　宮崎守正
印刷・製本　株式会社光邦

ISBN978-4-86643-138-3